中医经典古籍集成（影印本）

幼幼新书（十二）

宋·刘昉 编著
李剑 张晓红 选编

SPM
南方出版传媒
广东科技出版社
·广州·

图书在版编目（CIP）数据

幼幼新书：全12册／（宋）刘昉编著．—影印本．—广州：广东科技出版社，2018.4
（中医经典古籍集成）
ISBN 978-7-5359-6890-6

Ⅰ．①幼… Ⅱ．①刘… Ⅲ．①中医儿科学—中国—南宋 Ⅳ．①R272

中国版本图书馆CIP数据核字（2018）第045221号

幼幼新书（十二）
YOUYOU XINSHU（SHIER）

责任编辑：马霄行　曾永琳
封面设计：林少娟
责任校对：陈　静　冯思婧
责任印制：彭海波
出版发行：广东科技出版社
（广州市环市东路水荫路11号　邮政编码：510075）
http：//www.gdstp.com.cn
E-mail：gdkjyxb@gdstp.com.cn（营销）
E-mail：gdkjzbb@gdstp.com.cn（编务室）
经　　销：广东新华发行集团股份有限公司
印　　刷：广州一龙印刷有限公司
（广州市增城区荔新九路43号1幢自编101房　邮政编码：511340）
规　　格：889mm×1 194mm　1/32　印张14.5　字数340千
版　　次：2018年4月第1版
2018年4月第1次印刷
定　　价：1288.00元（全套共十二册）

如发现因印装质量问题影响阅读，请与承印厂联系调换。

宋·刘昉 编著

幼幼新书

（第三十七卷至第四十卷）

据中国中医科学院图书馆藏日本据宋墨书真本手抄本影印

幼幼新書

三十七

幼幼新書卷第三十七 瘡熛疥癬十七門

一切瘡第一

熛瘡第二

風熱瘡第三

熱毒瘡第四

頭面身體生瘡第五

風瘙癮疹第六

疥第七

癬第八 附妳癬

瘑瘡第九

一切瘡第一

漢東王先生家寶論小兒諸瘡癬夫瘡者、

皆因藏腑不調風邪失守而得或有積毒或是風化為蟲或則熱氣有盛或是驚入皮膚其大者是滯於血脉而横出於皮膚之間若節其氣血則易破若或風纏則生其癮疹或是外邪所入即多燥痒而不定其食毒則滯死其血氣久則化為膿也或作驚瘡者驚本無物亦蹉其血氣在藏而為積在腑故出皮膚為瘡發遍身而四肢難較其積即是不化之食在脾有積者皆是脾得之其脾胃主四肢故有根本在藏宜以取轉耳

風瘡亦發遍身。其形甚小。世呼為疥。其風出入毛竅之間，久感外風化為氣也。

熱毒瘡發處不定，節滯其血，故作瘡。

蟲窠瘡，常發於脛後，作其窠，窠內有蟲如蟻子。蓋因腹中蛲蟲隨氣化，其瘡即軟而再發，成片子，如癬相似，甚有死血痒。若以藥傳較，只是歸腹中。須是取卻蟲方差。及與殺蟲藥。

驚瘡若發在四肢手足腕，時亦難差。宜服驚藥。

頭瘡多因胎熱、及腎上衝之所為也、

鴈過瘡是肺熱也、其瘡遇秋肺盛則發、遇春水旺火差、發在脚腿腊上成疒子也、

嬰童寶鑑、論小兒瘡是藏腑有積熱、弁宿食停留胃中、毒氣流十二經絡而生瘡也、

千金、治小兒上下遍身生瘡方、

芍藥　黄連　黄芩各三两

苦參八两　大黄二两　蛇牀子一升

黄蘗　菝葜一升

右八味㕮咀、以水二斗、煮取一斗、以浸

浴兒

千金苦參湯治小兒身上下百瘡不差方

苦參八兩　地榆　黃連

王不留行　獨活　艾葉各五兩

竹葉二升

右七味㕮咀以水三斗煑取一斗以浴

兒瘡上浴訖傅黃連散

養生必用浴瘡腫退藏腑積熱方

黃耆切焙　人參　甘草炙

白蒺子　菰𦺇根等分

右為末，煎柳枝湯放温，温調下一錢，日二三服。

嬰孺治小兒大人一切瘡，醫不識者，神效方。

水銀　甘草　黄蘗

黄連　松脂（黄明者）　膩粉

玉蜂窠（以泥為着壁者，南方湯有，自可採覔。已上等分。）

右取水銀放掌中，以唾殺為青泥，入垍梡中，以生麻油和研，生絹濾如稀餳，和藥末，再研如稠餳。先以温水洗瘡，帛拭乾塗之。治一切無名瘡，此方不須付醫人合和，令一細心子弟依方為之，塗一度即差。至如瘡有黃水出，塗之，隨手便乾。如瘡痒不堪，忍塗之，立止。如痛不撤者，塗之，立差。比合此藥，前後救人，非一也。

嬰孺治瘡飛烏膏方

輕粉（燒朱砂作水銀上黑煙也）　礬石（燒灰，各二兩）

右為末，甲煎和如脂，傅乳瘡，日三。為末傅，不須和，有汁自淹定，為散傅諸種瘡

黄爛一切悉效、

嬰孺治瘡、又方、

黄連三两末　胡粉五分　水銀乙两

右和匀、以紙裹熟挼匀、傅乳瘡上、及小兒頭垢百瘡、並悉大效、

嬰童寶鑑、洗小兒瘡藥、

剪刀草　防己　黄連

黄蘗　甘草各乙分

右件同杵、每用一匙、布裹入葱葉、以水同煎、湯候通手洗之、

嬰童寶鑑治小兒大人瘡方

黄丹乙两 膩粉乙錢七

右件研勻嚼杏仁取汁調藥傅之

莊氏家傳治小兒諸般瘡欲出已出變証壞證神效二仙湯方

防風 甘草炙各乙两

右為粗末先用杏仁一两去皮尖茶盆内研令細爛後入上件藥末同更研拌令勻每用藥五錢入陳粳米一匙須用水一椀煎米熟為度如熟水飲之

趙氏家傳治禿瘡疳瘡魚韋瘡方

皂角三寸不蚛者　鱉甲乙兩燒存性　豉乙合炒焦

膩粉五箇

右為末後入粉一處研勻生油調塗瘡上先用漿水洗去瘡上不潔然後上藥此累經大驗頭上一切瘡背可治

吉氏家傳治諸般瘡毒方

黃蘗　栢葉各乙兩　輕粉二錢

右件為末用鷄子油調塗在瘡上未差更上一次

安師傳瘡口久不合老方、

狗頭骨　空雞子殼已抱出者

乳香　沒藥　黃連

右五味、將狗頭骨及雞子殼、各燒灰、乳香等各為細末、平取五者等分、以油蠟成膏、調、塗搽瘡上、便乾好、若是曾水入後不合、即用皂子燒灰存性、入沙糖和貼瘡口上、少須水出膧退、却用前合瘡口藥、如膧水退、且用取水妻、令膧退、方合瘡口、

蓐瘡第二

子母秘錄治小兒口瘡兼治小兒蓐瘡方

右取重五日蝦蟆炙杵末傅瘡上即差

子母秘錄治小兒蓐瘡方

右嚼澤蘭心封上

子母秘錄小兒蓐瘡方

右燒葵根末傅之

安師傳治小兒蓐瘡方

右炒菉豆焦黑研為細末傅貼瘡上

風熱瘡第三

千金五香枳實湯治小兒着風熱瘖癗堅如麻豆粒瘡痒搔之皮剝汁出或遍身頭面年年常發者方

青木香九銖 麝香六銖 雞舌香

薰陸香 沉香 防風

秦艽 漏蘆各半兩 枳實乙兩半

麻黄 升麻 黄芩

白歛各乙兩 大黄乙兩十八銖

右十四味㕮咀、以水五升、煮取一升八合、兒五六歲者、一服四五合、七八歲者、一服六合，十歲至十四五者，加大黄半兩，足水為一斗，煮取二升半，分三服。

千金枳實丸，治小兒病風瘙痒痛如疥，搔之汁出，遍身痦癗如麻豆粒，年年喜發，面目虛肥，手足乾枯，毛髮細黄，及肌膚不光澤，鼻氣不利，此則小時熱盛極，體當風，風熱相搏所得也。不早治之，成大風疾方。

枳實麸炒已兩半　菊花　蛇床子

防風　白薇　浮萍

蒺藜子各乙兩　天雄炮裂去皮臍　麻黄去根節

漏蘆各半兩

右十味末之、蜜和、丸如大豆許、五歲兒飲服十丸、加至二十丸、日二服、五歲已上者、隨意加之、兒大者可為散服、

日華子、治遊風熱毒、風疹惡瘡疥癩、小兒壯熱方、

右並煎楝皮湯浸洗、服食須是生子者、名雌枝皮、一兩、可入五十粒、糯米煎煮、枝毒瀉多以冷粥止、不瀉者、以熱葱粥發之、無子者名雄枝、能吐瀉殺人、不可

悮服

嬰孺枳實湯治小兒着風熱瘖癗堅如麻豆抓之皮剥汁出或竟身頭面年年常發有時方

枳實六分炙　防風　秦艽

雞舌香　薰陸香各式分　麝香乙分

沉香　黄芩　白歛

升麻各四分　大黄　木香各十分

右以水五升煮一升八合五六歲一服五合七八歲六合

劉氏家傳摩風去毒神異膏治男子女人不問老幼身上生一切風瘡腫毒氣瘡熱毒瘡癤生瘡發背總覺便點藥擦熱即消頭面風氣攻注如蟲行攻掣眼目瞤動種種瘡癬又使自安最治婦人黑斑粉刺粉䵟落粧及治鼻面酒查脚上鐮瘡並背神效使時一如面油塗擦熱為度

綿黄耆半兩　零陵香乙分　赤芍藥

防風　川芎　生乾地黄

天麻各乙錢　蠟二兩半　清油十二兩

右除黄蠟外、將衆藥槌擘細、以清油浸七日、文武火上煎至黄色、以新綿濾過、去滓、方入蠟再煎、濾過入瓷器收之。

長沙醫者丁時發傳、治胎中風熱、後生瘡、滿身或如疥瘡方、

側柏　鬱金　蝎

天南星　地龍　黄芩

大黄等分

右件爲末、用温酒調下、

熱毒瘡第四

聖惠夫小兒熱瘡者，是諸陽氣在表，陽氣盛則表熱，小兒解脫，腠理開，則為風邪所客，風熱相搏，留於皮膚，則生瘡，初作瘭漿黄汁出，風多則痒，熱多則痛，血氣乘之，則多膿血，故名熱瘡也。

千金治小兒熱瘡，水銀膏方。

水銀　胡粉　松脂各三分

右三味，以豬脂四升，煎松脂水氣盡，下二物攪令匀，不見水銀，以傅之。

陳藏器治小兒赤白遊疹火焱熱瘡。

右擣馬藻㗇汁服去暴熱熱痢止湯〔渴〕生水
上如馬藷相連
劉禹錫傳信方亂髮雞子膏主孩子熱瘡右以雞子五枚去白取黃亂髮如雞子許大二味相和於鐵銚子中炭火熬初甚乾少頃即髮焦遂有液出旋取置一瓷椀中以液盡為度取塗熱瘡上即以苦參末粉之頂在武陵生子蓐內便有熱瘡因閱本草至髮髲本經云合雞子黃煎之消為水療小兒驚熱下痢注云

俗中嫗母為小兒作雞子煎用髮雜熱良久得汁與小兒服去痰熱主百病用髮皆取久梳頭亂者

聖惠治小兒熱瘡生於身體黃芩散方

黃芩（三分） 石膏 柴胡（去苗）

川大黃（剉碎炒） 川升麻（各乙兩） 甘草（炙微赤剉）

元參（各半兩）

右件藥搗粗羅為散每服一錢以水一小盞煎至五分去滓放溫量兒大小分減服之

聖惠治小兒身上生熱瘡心躁皮膚焮疼

枳殼散方

枳殼麩炒微黄去瓤　甘草炙剉　黄連去須各半两

右件藥擣細羅為散每服以蜜水調下

半錢量兒加減服之

聖惠治小兒熱毒瘡梔子膏方

梔子仁　川升麻　蛇銜

黄芩各一两　犀角屑三分　藍葉切五合

生地黄二两

右件藥細剉以豬脂一斤半同入鐺內

於微火上煎十餘沸，濾去滓，膏成，於瓷合中盛，塗於故帛上貼之。

聖惠治小兒熱瘡黄膿出，黄芩膏方

黄芩一兩半　水銀入少水與胡粉用研令星盡

川大黄各一兩　黄蘗　梔子仁

黄連去須　胡粉各三分　竹葉二兩

生地黄二兩半

右件藥除水銀胡粉外，並剉如豆大，以新綿裹，用猪脂一斤半，入鐺內，於慢火上煎十餘沸，候藥色紫，去綿，以布絞取

汁候凝、下水銀胡粉、以柳木篦攪令匀、
膏成、以瓷合盛、日夜三四度塗之、

聖惠、又方、

黄蘗 剉　白礬 燒令汁盡 各乙兩

右件藥擣、細羅為散、傅於瘡上、日三用
之、

聖惠又方、

黄連 半兩去須為末　膩粉 乙分

右件藥研令匀、以諸菜汁和、塗於瘡上、
日三用之、

聖惠、又方、

右以豆豉炒乾、擣末傳之、嬰孺仍先數煮桃葉浴之、

聖惠、又方、

右以伏龍肝擣末、用雞子白和、塗之

張渙青砂散方、治身體頭面熱毒瘡、

青黛研　朱砂細研各乙两　硫黄研

水銀以棗瓤研令星盡各半两　胡粉研

赤小豆各乙分

右件拌匀研細、每用少許、用生油膩粉

調塗患處。

患眼觀證芭蕉散塗退丹毒熱瘡方。

寒水石（煅過） 蚌粉

右為末，用芭蕉汁調塗，鵝翎掃之。

張氏家傳治小兒生大血泡瘡，黑聖丸。（雲和尚方。）

草烏（三十二兩，米泔浸三宿，洗去皮尖，薄切曬乾。）

甘草（切焙） 零陵香 藿香（各洗剉曬）

茅香 五靈脂（洗去沙土，曬，各四兩）

荆芥（三兩，剉，日曬） 没藥（入白毛盞內） 川芎

石膏 入伏龍肝五兩、乃罨下紅土加些不假細末、各乙兩

血竭 如魚、用乳香入鉢內研細研、時口中念元胡索字、並是用二兩、

右件前藥、各有過度為末、用好酒糊為丸、如大梧桐子、陰乾、磨第一等墨、染過入入些乳香在墨內、亦陰乾、甚佳、都乾了用葛布袋盛之、當風處、非但治風頭疼傷寒、進飲食、大小兒生大血泡瘡、並治腫處醋磨貼之、治牙痛、更治血風、有祉婦人不可服

莊氏家傳治身生大瘡方

黄丹乙两　膩粉乙钱匕

右研勻，嚼杏仁取汁、調藥傅之、

王氏手集治小兒瘡熱、諸瘡不差方魯直

右取驢前啼一隻、自瀝水之下、燒過為末、入少麝香，濕傅乾油塗、

吉氏家傳治生下一百二十日內、身上或頭上遍身癰瘰赤光腫、先用鎮心散、後用貼腫藥、方見急驚風門中吉氏方用同、

右用萞麻子、不拘多少、去殼爛研成膏、貼在腫處、內自消、赤腫結成者、貼得破、

安師傳治小兒熱毒瘡方

生硫黄一錢　檳榔一兩

右同爲細末，油調傳之，立效。凡欲用藥先爛擣絲瓜兒，罨一宿，次日敷貼。

頭面身體生瘡第五

巢氏病源：小兒頭面身體諸瘡候，腑藏熱盛，熱氣衝發皮膚，而外有風濕折之，與血氣相搏，則生瘡。其狀初赤起瘖瘟，後乃生膿汁，隨差隨發。或生身體，或出頭面，或身體頭面皆有也。

千金治二百日小兒、頭面瘡起、身體大熱方、

升麻　柴胡

石膏各六銖千金翼各用乙兩　甘草炙

當歸各十二銖　大黃十八銖千金翼用三兩

黃芩十八銖

右七味㕮咀、以水四升、煮取二升、分服日三夜一、量兒大小用之、千金翼同、服外仍多煮此藥洗瘡佳、

千金治小兒頭面身體悉生瘡方、

右用榆白皮、隨多少曝令燥、下篩醋和
塗綿、以傅瘡上、蟲自出、亦可以豬脂和
塗之、

千金翼苦參湯、主小兒頭面熱瘡方、
苦參八兩　大黄　芍藥
黄連各三兩　蛇床子乙升　黄芩二兩
黄蘗五兩　菝葜乙升
右八味切、以水三斗、煮取一斗半洗之、
日三度、大良、千金云、治上下遍身生瘡、

千金翼又方、

大黄　黄芩　黄蘗

澤蘭　礬石　石南各乙兩

戎鹽二兩　蛇床子三合

右八味切、以水七升、煮取三升、以絮内湯中洗拭之、日三度、

千金翼又方、

右熬豉令黄、末之、以傅瘡上、不過三愈、

聖惠以此方、治小兒頭面身體有惡氣、數起生瘡、仍每用先煮桃葉湯洗淨拭乾傅之、

外臺古今録驗療小兒面及身上生瘡如火燒方

右取黄米一斗末以蜜水和塗之差為度

外臺古今録驗又方

右以赤地利擣末以粉之佳聖惠以水浸梔子濃汁調赤地利塗瘡

外臺廣濟療小兒頭面生熱瘡方

黄連八分聖惠用四分　蛇床子

黄蘗各八分　胡粉四合聖惠用半兩炒令黄色

右四味擣散、麻油和塗瘡、遍傅之佳。聖惠黃連散方同、兼治身體生熱瘡、若面上瘡、以猪脂和塗。

子母秘録治小兒面上忽生瘡、黃水出。

右以鯽魚頭燒末、和醬清汁傅、日易之。

子母秘録治小兒頭面、身上生諸瘡。

右燒蚯蚓末、和猪脂、傅上。

聖惠治小兒頭面身體生赤瘡、濕痒黃水不止、宜傅漏蘆散方。

漏蘆　當歸剉炒　黃蘗剉

黃連去須　麝香別研各乙分　膩粉二錢研入

五倍子乙兩燒令煙盡

右件藥擣細羅為散入研了藥更研令勻每用時先暖鹽漿水洗瘡令淨拭乾以生油調稀稠得所塗於瘡上如已乾處即不再塗餘濕赤處即更塗之以乾差為度塗藥後未得洗之

聖惠治小兒頭面風瘡及身上或如麻豆多痒吳茱萸散方

吳茱萸　鴿糞各微炒　赤小豆

薰黄（研入）　　白礬（飛各半两）　　葶藶子（微炒）

皂角（燒灰）　　蔾蘆（各乙两）

右件藥擣細羅為散，以生油旋調塗瘡上，以差為度。

聖惠治小兒頭面身體，卒生惡瘡，胡粉散方，

胡粉（炒令黄色）　　黄連（末各乙两）

水銀（乙分入少水并胡粉研令星盡）

右件藥，都研令勻，以豬脂調塗之。

聖惠治小兒頭面身體生瘡熱痛，黄蘗散

方、

黄蘖剉　黄連去須各乙两　水銀半两

苦参三两剉

右件藥擣、細羅為散、以猪脂和攪、乳入研水銀星盡、毎使先用泔清洗瘡令淨拭乾傳之、日叁上、效、

聖恵治小兒頭面身體生瘡、累醫未效、宜用此方貼之、

吴茱萸半两濃炒　川大黄　龍膽去蘆頭各乙两

膩粉　麝香細研各乙分

右件藥擣，細羅為散，以生油調，可瘡塗，
日二用之

聖惠治小兒頭面及身體生瘡，久不差癢
痒，殺蟲蕪荑散方

蕪荑 三分　葶藶 各炒
白礬 燒令汁盡 各乙兩　吴茱萸 半兩 微炒

右件藥擣，細羅為散，以生油調，可瘡塗，
日二用之

聖惠治小兒頭面身體生瘡，皮膚赤焮癢
痒，雄黄散方

雄黃三分細研　白礬燒令汁盡　莽草各半兩

井鹽乙分

右件藥搗、細羅為散、以生油調、可瘡塗、日三用之、

聖惠、治小兒頭面身體生瘡、久不差、胡粉膏方、

胡粉　水銀與胡粉相和、點少許水、研星盡、

白松脂各乙兩　豬脂二兩

右件藥、先將松脂豬脂入鐺中、煎成膏、以綿濾過、入水銀胡粉攪令勻、日二塗

之、差、

聖惠治小兒頭面身體皆生熱瘡、黃連散方、

黃連去須 黃蘗剉 胡粉

水銀與胡粉拌和、點水少許、研令星盡、各乙兩、 苦參二兩剉

右件藥擣、細羅為散、入水銀胡粉研勻、如瘡在面上、以面脂和塗之、如在頭及身上、以生油和塗之、

聖惠治小兒頭面身體生瘡、久不差、宜用洗浴苦參湯方、

苦参　王不留行各三两

地榆　獨活　艾葉

黄連去須各半两　竹葉二两

右件藥細剉和匀、每用三两、以水五升、

煮取三升、去滓、看冷暖、洗浴瘡上、

聖惠浴小兒頭面身體生瘡出黄膿水、宜

用洗浴黄連湯方、

黄連去須　甘草各二两　苦参五两

柳枝并葉乙握

右件藥細剉和匀、每用三两、以水五升、

煮至三升，去滓，看冷熱洗浴，即愈。

聖惠浴小兒頭面身體生瘡，黄水出，黄連散方。

黄連一兩，去須　胡粉　甘草剉，各三分

右件藥擣，細羅為散，以臘月豬脂和如膏，塗於故帛上貼，日二換之。

聖惠又方。

豆豉一合，炒令焦　黄蘗

右件藥擣，細羅為散，每用先以熱灰汁洗瘡令淨，拭乾傅之。

聖惠治小兒頭面身體生瘡、黑豆散方

黑豆　大麻仁各二两

右件藥擣、粗羅為散、着竹筒内、横挿熱灰火中、以銅器承受、當有汁出、收之令汁盡、便塗瘡、即愈、

聖惠又方、

右用膩粉、以葱汁和塗之、

聖惠又方、

右以兎絲子一两擣令碎、水五升、煎取三升、去滓、看冷熱暖洗、

聖惠浴小兒頭面身體生瘡，赤腫焮痛，宜用此洗浴方。

右以地榆八兩細剉，水一斗，煮至五升，去滓，適寒溫，洗浴瘡，日三上，效。

聖惠浴小兒頭面身體生瘡，肉突出方

右取烏梅肉微炒，擣羅為末，傅瘡上，效。

嬰孺浴小兒身上惡瘡方

右以馬骨屑燒灰傅之，若豬脂和傅之。

嬰孺浴小兒面瘡方

右用茱萸葉，以東流水煮浴兒。

嬰孺治小兒身面卒生惡瘡方

右用蜣蜋燒灰，以豬脂和傅之

嬰孺又方，

右以雞子殼燒灰，豬脂和傅之

嬰孺又方，

右以蘇枋末研勻傅之，燥則豬脂和塗之，

嬰孺又方

右取笋汁洗，

嬰孺治小兒身頭悉生瘡方

右以地榆白皮、炒燥為末、酒調塗綿、覆瘡上、蟲出愈、

嬰孺治小兒胃氣不調面目身體發瘡、大便難、乳胃丸方、

大黃十分　細辛乙分　皂角炙

桂心　厚朴炙　秦椒

杏仁去皮　黃芩　葶藶炒各二分

當歸三分

右為末、蜜丸小豆大、飲下二丸、不知加之、

嬰孺治小兒逆嘔，胃痺胷脇下滿，不思食，面目身體有瘡，大便難，大黄乳胃丸方，

大黄十分　細辛六分　蜀椒

皂角炙　乾姜　厚朴炙

桂心　秦椒　吴茱萸

杏仁去皮炒別研入各二分

右為末，蜜丸小豆大，先食飲下三丸，不知加之，

嬰孺治少小胃氣不和，身體面目生瘡，調氣丸方，

枳實炙　大黃　黃連

木蘭皮各五分

右為末，蜜丸小豆大，三歲兒飲下三丸，量大小加之。

惠眼觀證：三白散，治頭面生瘡方。

南粉　滑石　白蘗子等分

右為末，用生油調塗之。

劉氏家傳小兒面瘡方。

右取羊脛骨髓，調膩粉塗，立效，屢用極驗。

劉氏家傳小兒頭面生瘡方

淡豆豉乙兩燒存性末之　膩粉挑二錢

右先以地灰汁洗瘡後用此藥摻如瘡乾却用生油調貼三五次效

莊氏家傳小兒頭面身上生赤肥瘡并或如魚子等抓破後清水出方

右桑白皮燒灰如炭灰乾擦之自較

莊氏家傳治小兒頭面熱瘡并疥癬方

黃連　寒水石　定粉各乙兩

黃蘗二兩

右四物擣為末，用生油調塗之。

吉氏家傳治五年十年面上瘡方。

豉心　白礬　膩粉等分

右件為末，油調塗差。

吉氏家傳豆豉散，治小兒頭面生瘡，肥黃不乾瘡膿，及別肉赤成瘡者方。

豆豉　肥珠和子各半兩

右二味，瓦上燒存性為末，入黃丹一錢，輕粉半錢，研勻。先用葱湯洗瘡，絹帛拭乾，次生油調傅。

吉氏家傳又方

梧桐葉焙乾為末 輕粉少許

右研勻，先用葱湯洗瘡，拭乾，生油調傅。

風瘙癮疹第六

巢氏病源小兒風瘙癮疹候：小兒因汗解脫衣裳，風入腠理，與血氣相搏，結聚起相連成癮疹。風氣止在腠理浮淺，其熱微，不不腫不痛，但成癮疹瘙痒耳。

顱顖經治孩子胎中受風，長後或滿身生瘡痱痒如疥癬，或如飢飽痒瘡方。

葱白　消　臭黃

硫黃各等分

右用油半兩，燒令熟，下少許蠟，先剥葱白三莖細切，待油熟即潑葱上，細研，續下硫黃、臭黃、消，更研之，旋塗。

千金治小兒風瘙癮疹方。

蒴藋　防風　羊桃

石南　秦椒　升麻

苦參　茵芋　芫花

蒺藜　蛇床子　枳實炒

礬石 各乙兩

右十三味㕮咀、以漿水三斗、煮取一斗、去滓内礬令小沸、浴之、

千金、又方、

右以牛膝末、酒服方寸匕、漏瘡多年不差、擣末傳之、亦主骨疽癩疾瘰癧絕妙、

千金澤蘭湯、主丹及癮疹入腹殺人方、

澤蘭　芎藭　附子 炮去皮臍

茵芋　藁本　莽草

細辛 各十二銖

右七味㕮咀、以水三升、煮取一升半、分
四服、先服此湯、然後作餘治、
千金治小兒患癮疹入腹、體腫強而舌乾
方、
右以蕪菁子末、酒服方寸匕、日三、
千金又方、
右以車前子作末粉之、良、
千金又方、
右以蠶沙二升、水二升、煮去滓洗之、良、
千金又方、

右以鹽湯洗了，以蓼子挼傅之。

千金翼浴小兒癮疹方。

右用巴豆五七枚，去心皮，以水三升煮取一升，以綿内湯中，拭病上，隨手滅，神良。

千金翼浴小兒風瘙癮疹方。

蒴藋　防風　羊桃根

石南　茵芋　茺蔚

礬石　蒺藜各一两

右八味切，以酢漿水一斗，煮取五升，去

滓，内礬石，煎令小沸，温浴之。千金有秦椒苦參蛇床枳實升麻，為十三味。

千金翼又方。

右用吴茱萸一升，以酒五升，煮取一升半，拭上。

外臺廣濟療小兒壯熱癮疹，已服湯丸不消，宜服竹瀝湯方。

淡竹瀝一升二合　葛根汁五合　牛黄三顆豆粒大，研

右三味相和，與兒服。一歲至五六歲，一合至三合五合，再服，以意增減之。

子母秘録、治小兒風疹不止方、
右以白礬十二分、暖熱酒投化、用馬尾揾酒塗之、

子母秘録、小兒風瘡、久不差方、
右燒菰蒲節末、以傅上、

聖惠、治小兒風瘙癮疹、麻黄散方、
麻黄（去根節） 川升麻 葛根（剉各乙两）
射干 鷄舌香
甘草（炙剉各半两） 石膏（三分）
右件藥擣、麄羅為散、每服一錢、以水一

小盞煎至五分，去滓放溫，量兒大小，分減服之。

聖惠治小兒風瘙癮疹，壯熱心燥，犀角散方。

犀角屑　川升麻　麥門冬去心

白蒺藜炒去刺　甘草炙微赤剉各三分

右件藥擣粗羅為散，每服一錢，以水一小盞煎至五分，去滓放溫，量兒大小，分減服之。

聖惠治小兒風瘙癮疹，黃耆散方。

黄耆剉　黄芩各三分　白鮮皮
甘草炙微赤剉各半兩　防風去蘆頭
枳殼麩炒微黄各乙分
右件藥擣粗羅為散，每服一錢，以水一
小盞煎至五分，去滓放温，量兒大小，分
減服之。
聖惠治小兒風瘙癮疹，癢痛不止，枳實丸
方。
枳實三分，麩炒微黄　甘菊花　防風去蘆頭
麻黄去根節　白蒺藜微炒去刺　浮萍乾者各半兩

蛇床子　天雄（炮裂去皮臍）　漏蘆

白薇（各乙分）

右件藥擣，羅為末，鍊蜜和，丸如菉豆大，每服以溫水下七丸，量兒大小，加減服之。

聖惠，治小兒風瘙癮疹，心膈煩悶，茵芋湯浴方。

茵芋　防風　附子

牡蠣　莽草（各半兩）

右件藥細剉，和，以水一斗，煮取六升，

去滓，看冷暖洗浴，避風。

聖惠又方：

鹽二合　黄蘆　蒴藋各三兩

柳樹空中屑二升

右件藥細剉和匀，每用三兩，以水一斗煮取五升，去滓，看冷暖洗浴，避風。

聖惠治小兒風瘙癮疹，皮膚腫，宜用此方：

石南葉二兩　川椒半兩

右件藥，以水一大盞，煎至五分，去滓，入消石白礬末各半兩，攪令匀，以綿浸塗腫處，乾即更塗之。

聖惠，又方。

景天草三两　藍葉五两

右件藥搗絞取汁，塗於腫處，以熱手摩之，日三兩度用之。

聖惠，治小兒風瘙癮疹，心中悶亂方。

右以川芒硝二两，清酒三大盞，煎至二盞，於溫洗兒痒處，後燥復洗之，痒差乃上避風。

聖惠，治小兒風瘙癮疹方。

右以虎脂摩之即愈嬰孺云魚虎脂虎肉亦佳

嬰孺治小兒諸風及熱氣渾身癮疹赤膏子方

白斂乙分　黃連　芍藥

黃蘗各二分

右爲末以豬脂和如泥日三上若得病三日塗三日五日塗五日多亦然

嬰孺治小兒癮疹浴湯方

莽草　防風　附子

牡蠣煅赤各二兩

右以水五升煮三沸浴兒愈量兒加水藥

嬰孺治小兒體起風疹及腫枳實膏方

枳實四分炙　茺蔚子　防己各五分

升麻六分　竹葉切七合　石膏二兩末

芒硝十二分

右以麻油一升四合煎四五沸去滓傅瘡上

張渙防風湯方癮疹瘡疥皆宜服之

防風　黍黏子　荆芥穗

人參去芦頭各乙兩　甘草炙　天麻各半兩

右件藥擣羅為細末，每服一錢，水八分一盞，入生姜薄荷各少許，煎五分，去滓溫服。

張渙麝香犀角丹方：瘾疹不差，甚者如癩，服之神驗。

天麻　白附子　白殭蠶炒

烏蛇肉酒浸去皮骨焙乾各半兩　犀角屑乙兩

已上擣羅為細末，次入

朱砂乙两細研水飛　腦麝各乙錢細研

右件都拌匀，錬蜜和，丸如黍米大，每服十粒，煎金銀薄荷下。

張渙二聖散方：治癮疹肌肉青黑。

胡粉　苦參各乙两

每件擣羅為細末，每服一錢，温酒調下，兼塗患處。

嬰童寶鑑治小兒身上生小瘡痒藥方。

宣連　防己各乙两　蕪荑半两

膩粉乙分

右件研勻，先浴瘡子，拭乾，生油調傅。

葛氏家傳風瘡，治小兒身上如麻子，或如豆大，亂生多癢，是風瘡也，宜此方。

烏蛇（去鱗炙）　黃耆　麻黃（去節）

防風（已上各乙分）　枳殼（乙片炙）　朴消（三分）

桂心（半分）

右以水五合，煎二合，方下朴消，一歲兒漸漸與服盡。

長沙醫者王兌千金散，治小兒大人，脾肺風血妄行，腠理，發為癮疹，積久不差，時發心腹疼痛，渾身頑麻，手足拘攣，或心膈痒悶，痰喘嘔逆，喫食減少，頭疼目暈，一發遍身，搔之隨手瘾起，煩躁燥痒，萬治不效者，宜服此方。

成塊赤土一名羊肝石，取膩者，細研如麵，其有砂石者，不可用。

右一味，每用冷酒調下一錢，一日三服，無有不差。發盛煩躁者，更用後藥塗之。

又傳藥方。

護火草景天是，大葉，有人家盆種以真火。　生姜和皮，不洗泥土

右等分爛研，量多少，旋入鹽合研和匀。

塗之、如遍身患、只揀癮疹大處塗之、應手消散、餘處自沒、若能遍塗尤妙、

長沙醫者劉之才傳治小兒風瘙癮疹、芒消散方、

土朱二兩　朴消乙兩

右為細末、每用一平錢、用生薄荷細研次用冷水調、蜜水下、不拘時候、

千金灸法、小兒大人、舉體痛痒、如蟲齧痒而搔之、皮便脱落作瘡、灸曲池二穴、隨手壯發即灸之、神良、

疥第七

巢氏病源小兒疥候疥瘡多生手足指間漸染生至於身體痒有膿汁按九蟲論云蟯蟲多所變化亦變作疥其瘡裏有細蟲甚難見小兒多因乳養之人病疥而染着小兒也

本草傳一切瘡疥癬殺一切蟲方

油一合　雞子　芒硝一兩

右攪服之少時即瀉治熱毒甚良

千金浴小兒頭面瘡疥方

右以麻子五升末之以水和絞取汁與
蜜和傅之若有白犬膽傅之大佳
千金治小兒疥方
右燒竹葉為灰雞子白和傅之日三亦
治瘡疥
千金又方
右燒亂髮灰和臘月豬脂傅之
千金又方
右以臭酥和胡粉傅之
外臺救急療疥瘡及小兒身上熱瘡並主

之方、

黄連　黄蘗　赤小豆

臭黄各乙两　水銀半两研相和

右五味為散、以麻油和、先淨洗瘡、然後塗之、甚佳。

外臺救急又療小兒瘡疥、神驗方

黄連　糯米粉各十三分　水銀用八分研

胡粉六分　呉茱萸　赤小豆各乙两

右六味擣散、水銀手中和唾、研如泥、以豬脂并水銀成膏、先洗瘡乾拭令淨、以藥塗三兩度差、忌豬雞魚肉。

聖惠治小兒疥、癬痒不止、蛇床子散方、

蛇床子　吳茱萸　硫黃細研

蕪荑已上各乙分　膩粉乙錢

右件藥擣、細羅為散、入硫黃研勻、用油

一合、葱一莖切、入油內、煎葱黃黑色去

葱、候油冷調散塗之、

聖惠治小兒疥、遍身皆有痛痒不止、黃連

散方、

黃連去須　胡粉

水銀與胡粉點少水同研星盡各二兩　吳茱萸乙兩

赤小豆乙百粒

右件藥除胡粉水銀外擣羅為末入胡粉水銀同研令勻以臘月豬脂和塗之

亦治瘑瘡

聖惠治小兒疥及身上熱瘡并治之黃蘗散方

黃蘗剉　黃連去須　赤小豆

臭黃各乙兩　水銀半兩

硫黃乙分與水銀結作砂子

右件藥擣羅為末，與鳬黄水銀砂子，同研令細，用生油調，日三塗之。

聖惠治小兒胎中受風，長後或身體生疥瘙痒不止，鳬黄膏方

鳬黄　硫黄各一分　葱白一莖細切

右件藥研令細，用清油一兩，入銚子內，熬令熟，下少許蠟及葱白，次下硫黄鳬黄，攪令匀，膏成，以瓷合中盛，旋旋塗之。

聖惠治小兒疥及諸般瘡，洗浴，苦參湯方

苦參　丹參　苦楝根

防風去蘆頭各半兩　蒴藋根三兩

右件藥細剉和勻，以水一斗，煎至五升，濾去滓，於密室中洗浴兒，以故帛拭乾，即塗前膏。

聖惠治小兒疥痒不止方。

硫黄二兩　白礬灰四兩

右件藥細研為散，以烏麻油調，如稀麪糊，炙疥令熱，薄塗摩之。

聖惠治小兒疥，痒痛不可忍方。

右用消石一两細研，以生油調如膏，每

用時先以泔清洗之拭乾塗之、
聖惠又方、
右取羊蹄草根擣末、以豬脂和塗之
聖惠又方、
右用硫黄細研、以醋調塗之、
聖惠又方、
右擣蛇床子末、以豬脂和塗之、
博濟方、治小兒瘡疥、及三十六種風疾服之必愈、靈寶丸、
天麻 鄆州者洗　天南星　白附子 新羅者

獨活　白殭蚕　川烏頭炮

羌活洗　乾蝎全者各乙两　牛黄

龍腦各乙分細研旋入　麝香半两細研旋入

右件十一味，各要上好藥，淨洗，日内曬乾，不用近火，杵為細末，鍊蜜為丸，如豌豆大，諸色風疾，薄荷温酒下五丸，女人血風，更入少當帰末温酒下，如癱瘓風下床不得，先用白礬半两為末，葱十莖煎湯温浴，後用薄荷汁温酒下三十丸衣被蓋出汗，別服補藥，如是男子婦人，疥癬瘰癧，並須依前法澡浴，服三十九出汗，當日必差。小兒瘡疥，亦須如常浴，每一歲一丸，並須出汗，永差。忌熱麵豬肉魚毒物等。

養生必用，治疥不以久新方。

白蕪荑（乙兩）　檳榔　吳茱萸（各半兩）

硫黃（二錢，別研）

右為末，油調抓破擦。

張渙治小兒疥癬遍身，或頭面生瘡，如粟大，浸淫痒痛，搔之膿汁出，雄黃膏方。

雄黃　雌黃（並細研各乙兩）

川烏頭（乙枚去皮臍為末）　松脂

亂髮（燒灰各乙分）

右件除雄黃雌黃外以豬脂六兩於鐺中煎煉成油下烏頭松脂亂髮等烏頭色黑亂髮消盡膏成綿濾去滓入雄黃雌黃攪令勻盛於瓷器中候冷每用少許塗瘡上日三兩次用

患眼觀證烏粉散治頭上疥瘡方

漆甕（二片）　赤豆（乙小勺）

右將豆捲在篕內，火煆過，取為末，入輕粉少許，以生姜汁調塗之。

患眼觀證如聖散，治疥癬，他藥治之無驗者，用此藥如聖，立效方。

細辛　蕪荑魚鹽著　剪刀草

藜蘆　白礬研旋入　硫黃研旋入

右六味，各等分，為末，用面油調勻，更入豬筒骨髓一條，再研勻和，揩擦瘡上，甚妙。

患眼觀證乳香膏，治疥癬，并小兒頭瘡等

亦治痱子、

雄黄乙錢　乳香　膩粉各半錢研細

右用巴豆二十粒、清麻油四两、慢火滌令焦黄、不用巴豆、入前三味、再煎數沸、以黄蠟半两、候鎔化、入淨器内、每用先以温水洗瘡拭乾、用藥塗擦之、甚驗、

劉氏家傳小兒身痒欲生瘡方、

何首烏　艾

右件等分煮水與浴、永不生瘡、

長沙醫者鄭愈傳治藏腑熱毒壅熱滯瘡

疥等人参飲子方、

人参　大黄　荊芥

天竺黄　甘草各二钱　白芷

燈心各乙钱　鈎藤鈎子二七箇

梔子仁五箇

右麤杵為末、以水一椀、煎至半椀、去滓、時時服、

長沙醫者丁時發傳、治大人小兒諸般熱毒氣瘡疥癆瘡方、

海螵蛸　硫黄　青礬各乙钱

蛇床　黄連各半錢

右同為細末油調塗瘡上或乾用亦得

此藥大妙

癬第八 附妳癬

巢氏病源小兒癬候癬病由風邪與血氣相搏於皮膚之間不散變生癮疹疹上如粟粒大作形郭或邪或圓浸淫長大痒痛搔之有汁名之為癬小兒面上癬皮如甲錯起乾燥謂之乳癬言兒飲乳乳汁漬汙兒面變生之仍以乳汁洗之便差也

嬰童寶鑑、小兒癬、是母於風中浴後、拭之未乾、和水飲乳、及夏月汗出而不粉、其瘡細星星着是也、

千金、治小兒濕癬方、

右以枸杞根擣作末、和臘月豬膏傅之

千金、又方、

右以桃青皮擣末、和醋傅之、日二、

千金、又方、

右揩破、以牛鼻上津傅之、

千金、又方、

右煎馬尿洗之

千金又方

右燒狗屎灰和豬脂塗之

千金治小兒癬方

右以蛇床實擣末和豬脂以傅之

千金翼治濕癬方

右取東壁土摩乾濕癬極有效

聖惠治小兒癬痒痛不止白礬膏方

白礬灰　硫黃　膩粉（各乙錢）

緑礬（半錢）　川大黃末（乙分）

右件藥同研為末，以米醋一升，熬如黑餳，收於瓷器中，旋取塗之。

聖惠治小兒濕癬，附子散方：

附子半兩，去皮　雄黃細研　白礬各一分

吳茱萸半分　米粉半分

右件藥，擣細為散，每日三度，以綿揾撲。

聖惠治小兒癬久不差，雄黃膏方：

雄黃細研　多年韮根　白礬

藜蘆去蘆頭　瓜蒂　胡粉各一分

水銀三分，與胡粉點少水同研，令星子盡

右件藥擣羅為末，入胡粉水銀，同研令勻，用豬脂調為膏，輕揩塗之。

聖惠治小兒癬不計乾濕，癢痒不絕，雌黃膏方。

雌黃研　黃連去須　蛇床子

黃蘗剉　消石　蕪荑

莽草　藜蘆去蘆頭　苦參剉，各半兩

松脂三兩　杏仁乙兩，湯浸去皮，別研如膏

右件藥擣細羅為散，以臘月豬脂半斤，和松脂煎令鎔，先下杏仁，次下諸藥，攪令勻，煎成膏，收於不津器中，用時先以泔清淨洗瘡，拭乾，塗於故帛上貼，日二換之。

聖惠又方：

羊蹄根　乾筍 燒灰，各乙兩

右件藥，擣羅為末，以麻油調塗之。

聖惠治小兒久癬方：

獨蓄根 去土，乙把　附子 二枚，去皮臍，生用

右件藥，擣令爛，以好酒和塗之，每塗藥時，先以皂角湯淨洗，拭乾，後用藥，日二

塗之

聖惠治小兒乾癬方

水銀　胡粉各两

右件藥點少水同研令星盡以鷄冠血和塗之

聖惠治小兒乾濕癬方

雄黄乙分　麝香乙銭

右件藥細研用甲煎油調塗之

聖惠又方

右取乾蟾燒灰細研以豬脂和塗之

聖惠浴小兒癬久不差方

右用黃礬一两燒灰細研每用先以水淨洗拭乾塗之

聖惠又方

右以蓮根擣醋和塗之

聖惠又方

右以醬瓣雀糞相和研塗之

聖惠又方

右取羊蹄草根爛擣以蜜和絞取汁先楷破塗之

聖惠又方、

右以楮株白汁塗之、

聖惠又方、

右取亂髮燒灰細研、以豬脂和塗之

譚氏殊聖方、

小兒乳癬遍身形、眼睫連眉退不生、
此是母名傷五泄、發兒損體病還成、
野油花共天麻杵、赤箭除風四體輕、
天竺烏犀懸歛子、蟾雄龍腦最多靈、

赤芝飲子

野油花亦名油覆花

天麻苗亦名天箭苗

右為末、洗癬了、次以油調塗之、後服烏犀丸、

譚氏殊聖烏犀丸方、

犀末一錢　黑豆二錢　乾蟾末三錢

龍腦少許

右為末、以熊膽汁為丸、如菉豆大、溫水化一丸、

養生必用、治小兒大人濕癬方、

甘草二分　蘆薈四分，別研

右為末，溫漿水先洗瘡，後貼藥。

茅先生：小兒周歲已上，兒生細沙丹，謂之奶癬方。

地龍去土炒黑為末　黃連末　豆豉

右三味等分為末，入輕粉油調塗。

嬰孺：治小兒頭面瘡癬方。

右用大麻子五升為末，以水和絞汁，和蜜塗之。白狗膽汁塗之，亦效。

張銳雞峯方：治乾濕癬久不差者。

右以新楮葉，將有芒刺處，於瘡上貼，以手拍之，候黄水出盡乾即差。

惠眼觀證，防風飲子，治風虛瘡癬方

防風 甘草炙 連翹各乙两

山梔子仁半两

右爲末，每服二錢，水五分，煎三五沸，去滓服。

張氏家傳治小兒頭面生鍊銀瘡癬方

黄連末 黄蘗厚者取，各乙錢 輕粉二匕

乳香少許，杵細 白膠香爲細末

白礬如痒生使不痒煅過各半錢

右為細末先將鎔下白膠香次下黃連黃蘗令溫下粉乳已卻成塊再研令極細傅瘡上

張氏家傳治大人小兒濕癬藥方

桔梗　竈底黃土　豆豉各半两

麝香　膩粉各少許

右件三味為末後入麝香膩粉用暗芝麻油調塗先用溫水洗過後用藥塗之一上一洗

莊氏家傳治小兒癬、及大人惡瘡方、

石灰　黃丹

右二味等分、同炒紫色為末、乾傳妙、

王氏手集治小兒妙（妳）癬方、

右以苦楝子不計多少、燒灰存性、研細

入膩粉生油調搽、極妙、

吉氏家傳乾癬方、

巴豆　斑猫各乙枚

右件研為極細末、使不見星、取臘燕脂

調塗之、日三上、

瘑瘡第九

巢氏病源小兒瘑候：瘑者，風濕搏於血氣所成，多着手足節腕間，匝匝然，搔之痒痛，浸淫生長，呼為之瘑，以其瘡有細蟲，如瘑蟲故也。

聖惠治小兒瘑瘡及濕癬，蛇床子散方

蛇床子　附子　雄黄細研　吳茱萸　白礬　苦參各一分

右件藥，擣細羅為散，傅瘡上，日三用之。

聖惠治小兒瘑瘡痒瘙，螺殼散方。

螺殼乙兩爛者　亂髮燒灰　龍膽末

胡粉各半兩

右件藥細研為散，以油脚調塗之。

聖惠治小兒瘑瘡及疥癬惡瘡，水銀膏方。

水銀　白礬　蛇床子

黄連去須各乙兩

右件藥除水銀外，擣羅為末，以臘月猪脂七兩，入水銀和研，以不見水銀星，膏成傳瘡，神效。

聖惠治小兒濕瘑瘡方。

右以胡鷰窠乙枚、取大寬抱子處、餘處不用、擣細羅為散、每使時、先以水煎甘草入鹽少許作湯、溫溫淨洗瘡拭乾、以散傅之、三兩上便差、若患惡刺、以醋和用帛裹之、日二易、當愈、

聖惠治小兒瘑瘡、及疥癬方、

右用苦參三兩、擣羅為末、以蜜和塗之

聖惠治小兒乾瘑濕瘑疥癬方、

右取楝根皮葱白、擣如膏、以豬脂和塗、

聖惠治小兒久瘑瘡、及疥瘡內、黃水汁出

方、
右取羊蹄草根爛擣、以白蜜相和、絞取汁、塗之、

聖惠、治小兒瘑瘡方、
右取桃葉爛擣、以醋和傅之、

莊氏家傳、大人小兒尾閭骨生瘡、痒不可忍者、
豬欄門泥 但是豬擦臂處泥土取用、或門上木削皮燒灰、
麝香 少許
右為末、濕則乾貼、乾則油塗、

熛瘡第十

巢氏病源小兒熛瘡候：小兒爲風熱毒氣所傷，客於皮膚，主生熛漿，而潰成瘡，名爲瘡也。

葛氏肘後治大人小兒卒得熛瘡，一名爛瘡，初起作熛漿，方。

右燒牛屎末，以粉和傅之。姚氏同。

葛氏肘後又方。

右熬秫米令黄黑，然後擣以傅之。

葛氏肘後又方。

右末黄連、和粉塗之、

葛氏肘後、又方、

右燒鉄令赤二七度、注水中浴兒、日二
三度、

葛氏肘後、徐王神效方、兒三歳、初患頭上
起熛漿如釘蓋、一二日面及胸背皆生、仍
成瘡、

水銀　朱砂　胡粉

硫黄各半两

右為末、猪膏和塗、禁見狗并青衣小兒

婦女，先濃煑桑汁以洗之，帛子淨拭傅膏，日三夜再，每一洗一易膏。

千金治小兒瘡初起，熛漿似火瘡，名曰熛瘡，亦名爛瘡方。

右以桃仁熟擣，以面脂和傅之，亦治遍身赤腫起。

千金又方。

右以馬骨燒灰傅之

外臺備急療小兒三歲患頭上起熛漿，如釘蓋，一二日及胸背皆生，仍成瘡方。

水銀　朱砂各半两碎研相得

石硫黄乙两研　臘月猪脂和研如膏

右四味，煮桑葉湯洗，以傅之，勿令猪犬

婦人小兒等無見之，無效。

聖惠，治小兒熛瘡，梔子膏方。

梔子仁　川升麻　犀角屑

黄芩各半两　蛇銜三分　藍葉

生地黄　川大黄各乙两

右件藥細剉，以猪脂一斤，同於鍋內，以

微火煎令藥色變，濾去滓，以瓷合盛，候

冷塗之

聖惠又方

水銀　松脂　上蜂房

黄蘗　川大黄生用各乙两

膩粉乙分與水銀於手掌上以拌研如泥

右件藥擣羅為末，以錬成猪脂一斤，與藥末同入鐺內，慢火熬，令稀稠得所，將水銀膩粉入膏中，攪令匀，膏成，以瓷合盛，候冷塗之，不過三五上差。

聖惠治小兒卒得熛瘡赤爛方

右取牛糞燒灰，細研，傅瘡上，日三用之。

嬰孺治小兒熛毒瘡，梔子膏方：

梔子　蛇銜草　藍青各五分

犀角屑三分　升麻　黃芩各四分

生地黃八分

右以豬脂切一升三合，煎藥三上三下，去滓傅瘡。

嬰孺生地黃膏方，治熛漿瘡毒氣發於遍體者。

生地黃　川升麻　藍葉

梔子仁　川大黄 已上各乙两

右件藥細剉、以猪脂八两、同於鍋内、以慢火煎、令藥色變、濾去滓、以瓷合盛、候冷、每用少許、塗患處、

張涣朱砂膏方、治熛漿起如釘蓋、遍體生瘡、

朱砂　胡粉　水銀 各半两

右件藥點少水、都研、令水銀星盡、以臘月猪脂四两、入銚子内、慢火上鎔化、攪成膏、以瓷合盛、候冷、每用少許、塗患處、

尿灰瘡第十一

子母秘錄治小兒尿灰瘡方、

右末伏龍肝和雞子白塗之、

子母秘錄又方、

右以黑豆皮熟嚼傅之

酢瘡第十二

陳藏器治小兒酢瘡方、

右以產死婦人塚上草取之、勿回顧、作浴湯洗之、不過三度佳、

陳藏器又方、

右以仙人草煮湯浴、亦擣傅之、酢瘡頭小大硬小者、此瘡或有不因藥而自差者、當丹毒入腹必危、可預飲冷藥以防之、兼用此草洗瘡、亦明目去膚翳、挼汁滴目中、生堦庭間高二三寸葉細有鴈齒、似離隔草北地不生也、

魚臍瘡第十三

聖惠、夫小兒魚臍瘡者、此瘡頭黑、深破之黄水出、四畔浮漿起、狀長似魚臍、故謂之魚臍瘡也、

聖惠治小兒魚臍瘡方、

蛇蛻皮乙兩炙微黄　雞子乙枚打破取清

右件藥、以水一大盞、煎蛇皮至五分、去滓、入雞子清、攪令勻、更煎三兩沸、放溫量兒大小、分減服之、

聖惠、又方、

芫花根二兩細剉　猪牙皂角五挺　黑豆

白礬三兩燒令汁盡細研

右件藥、用醋七升、先洗芫花根、及皂角黑豆三日、於釜中以文火煎至二升、去

滓後，却於別鐺中，煎至一升，入白礬灰，攪令勻，膏成，以瓷合盛，攤於故帛上貼。

聖惠又方。

右臘月猪脂并髓，以鷄子清調，令勻塗。

聖惠又方。

右以寒食乾餳燒灰，細研傅之。

聖惠又方。

右以白萵苣擣絞取汁，先以針刺瘡上及四畔，滴汁於瘡中，即差。

聖惠又方。

右當瘡上、切大蒜片子貼定、以艾灸二七壯、逐壯换蒜、灸畢研豆豉、厚罨定效。

張渙雞清散方、治身體生瘡、出黄水、四畔熛漿起、狹長似魚臍。

右以蛇蜕皮一兩、燒灰細研、每用少許、雞子清調、塗瘡上。

王灼瘡第十四

巢氏病源小兒王灼惡瘡候、腑藏有熱、熱熏皮膚、外為濕氣所乘、則变生瘡、其熱偏盛者、其瘡發勢亦盛、初生如麻子、須臾王

大汁流潰爛如湯火所灼、故名王灼瘡、亦名王爛瘡、又語訛為黃爛瘡、

本草治小兒黃爛瘡方、

右以羅勒根燒灰傅之、佳、

藥性論、主小兒急黃爛瘡方、

右取赤小豆汁冷洗之、不過三度差、能令人美食、

千金治小兒黃爛瘡方、

四交道中土　竈下土

右二味各等分末之、以傅瘡、亦治夜啼、

千金又方

右燒艾灰傅之。聖惠方瘡乾即用生油調艾灰塗。

千金又方

右燒牛屎傅之，亦滅瘢。

聖惠治小兒王爛瘡，一身盡有如麻子，有濃汁，乍痛乍痒，或時壯熱，赤芍藥散方

赤芍藥　甘草　白斂各三分

黃芩　黃連去須　黃蘗炙，各半兩

右件藥擣細羅為散，以蜜水調塗之，日

三四上差

聖惠治小兒王爛瘡及惡瘡秫米散方

秫米　竹篠等分

右件藥燒灰細研為散以田中禾下水調塗之立效

聖惠治小兒王爛瘡初患一日內色變二日皰漿出或四畔時赤漸長若皰漿匝身即不可療其狀如湯火燒宜速用黃連散方

黃連末　胡粉各乙兩

右件藥，細研令勻，以生油調塗之。

聖惠治小兒王爛瘡，初起炮漿似火燒瘡，宜用此方。

右用桃仁湯浸去皮，擣令爛，以面脂和塗之。

聖惠又方。

右以吳茱萸酒煎汁塗之。

聖惠又方。

右以赤地利擣末，用酥和塗之。出華山，春夏生苗，作蔓繞草大上，莖赤，葉青，似蕎麥菜，七月開白花，亦如蕎麥，根如菝葜，亦如

山蕎麥本草云所在山谷有之

嬰孺治小兒王灼惡瘡一身如麻豆者戴膿汁乍痛乍熱乍痒方

甘草　芍藥　白歛

黃芩各二分　黃連　黃蘗各四分

右為末蜜和塗之日再亦可作湯洗之良乃聖惠治王爛瘡藥但聖惠以甘草芍藥白歛各三分以黃芩黃蘗黃連各半兩

嬰孺治小兒王灼瘡方

右燒故屋柱作炭，杵末，傅之。

火灼瘡第十五

千金，治小兒火灼瘡，一身盡有如麻豆，或有膿汁，乍痛乍痒者方。

甘草炙　芍藥　白斂

黃芩　黃連　黃蘗

苦參各半兩

右七味，末之，以蜜和，傅之，日二夜一。亦可作湯洗之。千金翼除苦參，只六味，餘皆同。

千金翼治小兒火瘡方

右熟煮大豆濃汁温浴之亦令無瘢

千金翼又方

右以蜜塗之日十遍

兵部手集小兒火灼瘡一名熛漿瘡一名火爛瘡

右用酒煎茱萸拭上

黄肥瘡第十六

巢氏病源小兒口下黄肥瘡候小兒有涎唾多著其汁流溢浸漬於頤生瘡黄汁出

浸淫肥爛挾熱着瘡汁則多也、

千金治小兒口下黄肥瘡方、

右取羖羊髭燒作灰、和臘月豬脂傅之、

角亦可用、

千金治口下肥瘡方、

右熬竈上飯令焦末、傅之、

浸淫瘡第十七

巢氏病源小兒浸淫瘡候、小兒五藏有熱、

熏發皮膚、外為風濕所折、濕熱相搏、身體

發瘡、初出甚小、後便有膿汁浸淫漸大、故謂

之浸淫瘡也、
千金、治小兒浸淫瘡方、
竈中黄土　髮灰
右二味各等分末之、以豬脂和傅之
外臺、備急療小兒浸淫瘡方
右燒艾作灰傅之、千金同、
外臺、備急又方、
右以牛屎燒作灰傅之、千金同、
簡要濟衆、治小兒浸淫瘡、疼痛不可忍、發
寒熱方、

右刺薊末，新水調傅瘡上，乾即易之。

聖惠治小兒浸淫瘡，漸展不止方

鯽魚乙枚，長三寸者，豆豉乙合

右件藥擣如膏，塗之，亦療馬鞍瘡，若或先起四肢，漸向頭面者，難治也。

聖惠又方，

右以雞冠血塗之

聖惠又方，

右煎鯽魚膏塗之。

聖惠又方，

右以生鯽魚薄切大片，和鹽貼之

嬰孺治浸淫瘡方，

右取胡燕窠燒灰，水和傅之

張渙苦瓠散方，治身體風濕發瘡膿汁浸淫漸大，

乾苦瓠（乙两）　蛇蛻皮（燒灰）　露蜂房（炙各半两）

梁上塵（半合）

右件藥擣羅為細末，每用半錢，以生油調塗瘡上。

幼幼新書卷第三十七

幼幼新書

三十八

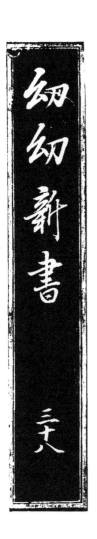

幼幼新書卷第三十八 頭瘡凍瘃十八門

頭瘡第一

巢氏病源小兒頭瘡候有腑藏有热、热氣上衝於頭、而復有風濕乘之、濕热相搏、折血氣而變生瘡也、

嬰童寶鑑、小兒頭瘡是六陽受热而為之、六陽之脉會在於頭、故热乘於陽、不流而為之也、

千金、治小兒一切頭瘡、久即疽痒、不生痂、

藜蘆膏方、

藜蘆　黄連　雄黄

黄芩　松脂各二两　豬脂半斤

礬石五兩

右七味末之、煎令調和、先以赤龍皮天麻湯洗訖傳之、赤龍皮槲皮木皮是也、

千金治小兒頭瘡、經年不差方、

松脂 苦參 黃連各乙兩半

大黃 胡粉各乙兩 黃芩

水銀各乙兩六銖 礬石半兩 蛇床子拾八銖

右九味末之、以臘月豬脂和、研水銀不見星傳之、

千金又方、

右取大蟲脂傅之，亦治白秃。

千金翼治小兒頭瘡方。

胡粉一兩　黃連二兩

右二味擣為末，洗瘡去痂，拭乾傅之即愈，發即如前再傅，亦治陰瘡。

千金翼又方。

胡粉　白松脂各二兩　水銀一兩

豬肪脂四兩

右四味合煎，去滓，內水銀胡粉，攪令和調，塗之，大人亦同。聖惠方同，仍先以胡

粉入少水與水銀同研令星盡用

千金翼治小兒熱瘡身頭熱煩蝕瘡方

右以梓白皮湯洗之并封傅嫩葉主爛瘡

外臺范汪療傷寒白膏摩躰中手當千遍藥力乃行并療惡瘡小兒頭瘡牛領馬鞍皆療之先以鹽湯洗惡瘡布拭之着膏瘡腫上摩向火千遍日再自消方

天雄　烏頭炮　莽草

羊躑躅各三兩

右四味各切，以苦酒三升，漬一宿，作東向露竈，又作十二聚濕土，各一升許，成煎豬脂三斤，着銅器中，加竈上，炊以葦薪為火，令膏釋，內所漬藥，炊令沸，下着土聚上，沸定，頃上火煎，如此十二過，令土聚盡遍，藥成，絞去滓。傷寒頭痛，酒服如杏核一枚，溫覆取汗。咽痛，含如棗核，日三燕之，不可近目。千金同。忌豬肉等。

外臺集驗治小兒頭瘡，天麻草湯方

天麻草切五升，以水一斗半，煎取一斗，

隨寒溫、分洗小兒頭瘡、洗畢傅飛烏膏

散方、

細粉燒朱砂、作水銀上黑煙是也、熬令焦燥、礬石燒粉三兩

右二味、以絹篩了、以甲煎和之令如脂、

以傅頭瘡、日三、作散者不須和、有汁自

着可用、散亦傅諸熱瘡黄爛浸淫汁瘡

蜜瘡、丈夫陰蝕痒濕、諸小兒頭瘡疳蝕、

口邊肥瘡蝸瘡等、並以此傅傳之、天麻草、葉如麻、冬生夏着花、亦如鼠尾花、

外臺、救急療小兒頭瘡、經年不差、差而復

又方、

雄黄　雌黄各研　大黄

黄蘗　黄芩　姜黄

白芷　當歸　青木香各四分

右九味切㕮咀、以苦酒浸一宿、以豬脂一大升煎、候白芷色黄、膏成、去滓、入水銀一兩、以唾於手中研令消、入膏攪相得、於瓷器中收、每以皂角湯洗瘡乾拭、以膏塗之、日夜再換、以差為度。

外臺、古今錄驗療小兒頭瘡、面上亦有、日

月益甚者方、
黄連　赤小豆各等分
右二味擣末、以臘月豬脂和塗之、即差止、
子母秘錄、治小兒頭瘡及女人面瘡方
右以兔絲湯洗、
子母秘錄、治兒頭上瘡、髮不生方、
右以楸葉擣汁、塗瘡上、髮即生、兼治白禿、
子母秘錄、小兒頭瘡、耳上生瘡方、

右以竹葉燒末，和豬脂塗上，又以雞子白傳之，亦妙。

子母秘錄：小兒頭上瘡及白秃髮不生汁出者方。

右以雞子七箇去白皮，於銅器中熬，和油傳之。

陳藏器：主小兒頭瘡、吻瘡、耳後月蝕瘡方。

右甲煎傳之。

陳藏器：治小兒頭瘡、癰瘇、陰癩方。

右蒺藜子可作摩粉，其葉主風痒，可煮

以浴之、

陳藏器本草、主小兒頭瘡方

右取豬羊膽汁傅之、

勝金方、治小兒頭上生惡瘡、

右以黃泥聚豉煨熟冷後取出豆豉爲末以純菜油傅之差、

食療、治小兒患頭瘡方

右燒馬骨作灰、和醋傅之、亦治身上瘡白秃瘡、以駁馬不乏者尿、數數煖洗之、十遍差、

唐本草注、治小兒頭瘡方、

右生嚼胡麻塗之、又嚼白油麻塗之（胡麻、角作八稜者、為巨勝、四稜者為胡麻、都以烏者為良、白者為劣、）

藥性論、治小兒頭瘡方、

右以龜甲燒灰傅之、

藥性論、治小兒頭瘡方、

右擣蓼葉末、和白蜜、一（云、和雞子白、）塗上、蟲出不作瘢、

聖惠、治小兒頭上生惡瘡方、

人糞灰　狗糞灰　豬糞灰

皂角灰　香豉（炒令微焦）

白礬灰（已上各半兩）

右件藥擣細羅為散，每使可瘡以生油調塗之，日一易，以差為度。

聖惠治小兒頭瘡久不差，惡汁出不斷方

黃連（去須）　黃蘗（剉）　白礬（燒灰各一兩）

蛇床子（半兩）　胡粉（三分）

右件藥擣細羅為散，以熬成豬脂調如膏，日二塗之效。

聖惠治小兒頭瘡及惡瘡方

香豉　麻油（各二合）　臭黄（半两）
葱白（四两，細切）
右件藥，先煎油令熟，入香豉等，熬令煙
出，熟擣，貼於瘡上，以物密裹之效。

聖惠又方：

黄連（一两，去須）　吴茱萸（生用）　膩粉
杏仁（各半两，湯浸去皮）　麻油（一合）
右件藥擣羅為末，入麻油、杏仁同研如
膏，每塗藥時，先以鹽漿水洗了，拭乾，塗
於瘡上，日二用之。

聖惠治小兒頭瘡久不差，青砂散方，

水銀以小棗瓤研，令星盡， 硫黃

川椒去目 膩粉 縮砂去皮，各乙分

竹葉 狗頭骨燒灰，各半兩

右件藥擣，細羅為散，研入水銀令勻，以生油調塗之，立效。

聖惠治小兒頭上生惡瘡，及痱瘡軟癤，並宜傅胡粉散方。

胡粉 黃連去須 糯米二十一粒

水銀點少水入胡粉研，令星盡，各一兩

赤小豆（十四粒）　吳茱萸（半分）

右件藥擣羅為末，即以麻油和諸藥調勻塗之。

聖惠治小兒赤瘡，渾頭面及胷上作片，人不識者，宜用水銀膏方。

水銀　松脂（各乙兩）　黃蘗（剉）

土蜂窠　川大黃（各乙兩半）　膩粉（一分）

右件藥除水銀膩粉外，擣羅為末，以鍊成豬脂半斤，煎成膏，以稀麵糊放冷，取水銀膩粉於掌中，以唾調，如青泥，然後

入膏中相和攪令匀塗於瘡上不過三
兩上差

聖惠治小兒頭瘡經年不差而復發宜用
雄黄膏方

雄黄　雌黄各細研　黄蘗
黄芩　姜黄　白芷
當歸　木香各一兩

右件藥除雄黄雌黄外並細剉用頭醋
浸一宿以豬脂一斤煎候白芷色赤黄
膏成去滓入水銀一兩以唾於掌中研

令星尽入膏内攪令匀次入雄黄雌黄等末又攪之用瓷合盛每使先以鹽漿水洗瘡淨令拭乾以膏塗之

聖惠治小兒頭瘡紫草膏方

紫草 二两去无色枝箭擣末　馬腸根 擣末

杏仁 湯浸去皮研各乙两　雄黄 細研

吴茱萸 擣碎各乙分　清麻油 八两

右件藥先以麻油於一淨鐺内煎下杏仁茱萸入於鐺中徐徐煎三两沸即去火以生絹濾去滓次入紫草馬腸根等

末、又煎五七沸、再濾去滓、看膏稀稠得所、入雄黃末、攪令勻、用瓷合盛、每用先以鹽漿水洗瘡令淨、拭乾、以膏塗、立效、

聖惠治小兒頭瘡、又白禿瘡、雞子膏方、

新雞子七枚、去殼、 膩粉半兩 麝香乙分、細研

婦人油頭髮乙團、如雞子大

右件藥、先將雞子入銚子內熬、次下髮令消、以綿濾過、入膩粉射香、攪令勻、以瓷合盛、每用先淨洗拭乾、塗之、

聖惠治小兒頭瘡出膿水、差而復發方、

豆豉炒微焦　鱉甲燒灰各乙兩　膩粉一分
皂角乙挺長三寸許燒為灰
右件藥擣細羅為散每使以生油調塗
上立效
聖惠又方
杏核一百枚燒為灰　膩粉乙分
右件藥細研為散每使以生油調塗之
聖惠又方
水銀　胡粉各半兩　黃連末乙兩
右件藥相和入少水研水銀星盡以生

油調塗之、

聖惠治小兒頭瘡久不差方、

梁上塵五合　青礬半分

右件藥、細研為散、每使以生油調塗之、

聖惠治小兒頭瘡、積年不差方、

右取檳榔水磨、以絲襯曬乾、以生油調塗之、

聖惠又方

右以雞子殼燒灰細研、以臘月豬脂和塗之、又雞糞炒為末傅之、亦佳、

聖惠又方、

右取烏梅肉燒灰細研、以生油調塗之、

聖惠又方、

右以吴茱萸炒令焦、細研入膩粉、以口脂調塗之、

聖惠又方、

右以菖蒲末、生油調塗之、

聖惠治小兒頭瘡、及惡瘡、及浸淫瘡、並宜此方、

右取生油麻嚼傅之、效、

聖惠治疥癬瘡經年不差、水銀膏方、

水銀　白礬　蛇床子末

雄黄　䕡茹末各乙兩

右件藥、入鍊了豬脂半斤、都研、候水銀星盡、便用傅之、日三兩上、兼治小兒頭瘡甚良、

聖惠治頭瘡經年月不差、松脂膏方、

黄連四兩去須　䕡茹　胡粉

黄蘗剉各乙兩

右件藥擣羅為末、以烏麻油調如膏、若

小兒先以泔清洗之、大人即以泔清皂角洗之、然後塗藥、不過三上即差、

茅先生治小兒遠年頭瘡方、

苦楝子十四箇　杏仁七箇

右都燒令成灰為末、入膩粉、生油調塗瘡上、

嬰孺、治小兒頭瘡方、

巴豆十四箇　胡粉一棗大　水銀四大豆許

右取汞粉巴豆、研如青脂至赤、塗瘡、勿近陰及目、

嬰孺治小兒頭瘡苦參湯洗方

苦參　黃連　甘草

大黃　當歸　芎藭

黃芩各一兩　蒺藜子四兩

右以水六升煮三升沾帛洗瘡上日三

嬰孺治小兒頭瘡經年不差方

松脂六分　大黃四分　苦參五分

右為末臘月豬脂研如膏傅之亦和少

水為散

嬰孺治小兒頭瘡經年不差松脂子母膏

方、

松脂　黄連各六分　大黄

胡粉各四分　苦參　屋塵

水銀　蛇床子　黄芩各五分

礬石二分燒汁盡

右為末、豬脂研勻傅之、

嬰孺治小兒遍頭瘡方、

水銀　松脂　胡粉各二分

臘月豬脂半斤煉成油

右都入銅器中、煻火上熬研、候汞消盡、

膏成用傳之、更以散子傳、

黃連末伍兩　水銀貳兩

烏賊魚骨三兩炙

右研、汞盡為末、傳膏上、亦有用白斂研汞令消者、洗瘡、用桃葉煮湯、或桃皮狼牙悉佳、

嬰童寶鑑、治小兒頭瘡方、

頭髮　竈下土各彈圓大　鮑魚頭

巴豆各乙箇

右件諸藥、入魚肚內、以一寸甘草塞口

中嘏適為末、更入膩粉油調傅之、

保生信效治一切風热瘡、尤治小兒頭瘡

方、

蘆青　黃蠟各半兩　脂麻油乙兩

巴豆十四粒

右先將蘆青黃蠟熬成汁、次入油、次入巴豆、不住攪、候巴豆焦黑、即去巴豆不用、次入膩粉、秤二錢、再攪極勻、放冷傅瘡上、政和改元夏、予以幹至頴昌驛、吏合此藥治其子、目覩隨手即愈、

惠眼觀證茱萸膏治遍身疥瘡及頭瘡方

茱萸炒　黃連各乙兩　黃蠟

松糖各半兩

右將上二味為末將油煎黃蠟松糖入葱頭一寸共煎候葱頭赤色取出葱頭以前二味調勻傾出收之如患者先以葱湯洗過然後使之不過三五上愈

張氏家傳諸小兒多害頭瘡若不治長大遂成禿瘡或有終身頭無髮者方

右以肥珠子一兩箇獨子者最佳無即

不拘存性燒灰用油餅底濃油脚調塗之過不三兩上永除根本

莊氏家傳小兒頭上肥瘡方

右以蛇床子炒焦色為末油調傳

莊氏家傳小兒頭瘡方

菉豆生為末　黃連　水銀粉少許

右為末生麻油調傳

莊氏家傳又方

右以雞子殼燒灰為末入膩粉調油傳

莊氏家傳又方

右用狼牙草汁洗傳妙

莊氏家傳又方

鷺窠一箇炭火煅黑色　膩粉少許

右研細生麻油調傳

莊氏家傳又方

蚯蚓糞炭火煅　膩粉各少許

右研細先用甘草温水洗瘡揩乾生油調塗神妙

孔氏家傳小兒頭瘡方

黄丹　膩粉　白膠香等分

右為末先洗了用油調塗患處

孔氏家傳又方

右以寒水石燒過研如粉每約寒水石半兩入粉臙三錢水銀一小塊研無星色變青則油調傳之妙

王氏手集治小兒頭瘡妳癬方

右以馬兜零一兩燒灰為末油調入臙粉少許同傳

趙氏家傳治小兒頭瘡方

馬兜零　五倍子（等分）

右為末，用生油調塗之。

吉氏家傳治小兒頭瘡惡瘡，久不愈者方

臭橘葉（一握，取自然汁，不計多少） 黃蘗（末）

五靈脂（各二錢） 輕粉（炒，一錢匕）

右件為末，同橘汁調塗瘡上，一時之間用黑紙一張摻在頭上，待一時取下，便有細白蟲在黑紙上。

吉氏家傳治小兒頭上瘡及痏肥禿瘡方

豆豉（一合，炒，焦色） 白礬（半兩，煅） 輕粉（一錢重）

右件為末，先淨洗瘡，削去髮，用小便一

盆將秤鎚燒令赤，淬入小便中令熱，將洗瘡及去瘡上皮，血出尤妙，用軟物拭乾，生油調藥塗之。

朱司理傳，治小兒經年頭瘡，神效方。

鳳尾草　豬牙皂角　穿山甲各等分

右同入火煆存性，細研，每用一錢，入輕粉一錢和勻，麻油調，先用溫鹽湯洗瘡令淨，然後塗之。

朱氏家傳，治小兒頭瘡方

右用白礬一塊坯子少許，細研，帶赤色

入燒綿絮一大指大、即用少許油調塗

立效、

禿瘡第二

千金治小兒禿頭瘡方

右取雄雞屎陳醬汁苦酒和、以洗瘡了、

傅之、千金翼、不用苦酒、

千金、又方、

右用不中水蕪菁葉燒作灰、和豬脂傅

之、

陳藏器、治小兒禿瘡方、

右以藍澱滓傅之、

聖惠治禿瘡及浸淫瘡方、

右以苦楝枝并皮、燒為灰、細研、如瘡濕即乾傅之、如瘡乾以豬脂調塗之、兼治小兒浸淫瘡等、

莊氏家傳小兒禿瘡方、

右以薜荔裘燒灰、油調傅、

莊氏家傳又方、

右用蠶蛾燒灰、油調傅、甚妙、

莊氏家傳大人小兒禿瘡方、

右用黄米不計多少，用白布作小袋一箇盛貯。槩實，於火内燒為灰，然後細研用生油髗粉調塗。

孔氏家傳治頭禿瘡方

守宮一枚　蛇蜕同守宮等

右以清油煎去二物了，以蠟收塗之，絶妙。

白禿瘡第三

巢氏病源小兒白禿候：白禿之候，頭上白點斑剥，初似癬而上有白皮屑，久則生痂，又成瘡、遂至遍頭、洗刮除其痂、頭皮瘡孔、如筋頭大、裹有膿汁出、不痛而有微痒時、其裹有蟲甚細微難見、九蟲論亦云、是蟯蟲動作而成此瘡、乃至自小及長大不差、頭髮禿落、故謂之白禿也、

唐本草注、小兒白禿瘡方、

雞窠中草　白頭翁花

右等分燒灰、以臘月豬脂調塗之、仍先以酸泔洗、然後塗、

葛氏肘後、白禿方、

右取白頭翁根擣傅一宿、或作瘡、二十
日愈、
葛氏肘後、治小兒頭生瘡、白禿髮不生、汁
出慘痛者方、
右煮雞子七枚剥去白、於銅器中熬之
汁出、以傅瘡上、立差也、
葛氏肘後、又方、
右以榆白皮熬令燥、擣末、以醋和塗綿
以傅瘡上、蟲自出、
葛氏肘後、又方、

右以臘月豬屎燒末傅之

葛氏肘後、又方、

右以椿楸葉心取汁、塗之、大效

千金翼、治小兒白禿方、

右取芫花末、臘月豬肪脂和如泥、先以

灰汁洗拭塗之、日二遍、

外臺備急、療若頭生瘡、白禿不生髮、有汁

出、或魚汁乾燥痛方、

右燒鯽魚末、以醬汁和塗之

子母秘錄、治小兒白禿方、

右以葶藶擣末以湯洗訖塗上

子母秘錄小兒白禿瘡頭上瘡團團白色方

右以牛屎傅之

子母秘錄小兒白禿髮不生汁出慘痛方

右濃煑陳香薷汁少許脂和胡粉傅上

子母秘錄小兒白禿瘡凡頭上團團然白色者方

右以蒜揩白處早朝使之

聖惠治小兒白禿瘡差而後生皂角散方

皂角二挺燒灰　白及半分　黃芩
朱砂　射香二味細研　黃丹微炒
梹榔　乾薑燒灰各乙分
右件藥擣羅為末，以濃醋脚調塗之，甚
者不過三上差。
聖惠治小兒白禿瘡及諸癬，松脂膏。
松脂半兩　清油二兩　天南星
川烏頭去皮臍　膩粉各乙分　黃蠟
杏仁湯浸去皮別研如膏各乙兩
右件藥擣羅為末，先取油蠟，入於瓷器

内以慢火鎔之後下諸藥末和攪令勻
熬三五沸成膏候冷塗瘡上日再用之
聖惠又方
蕪荑　豆豉各乙分　川椒二十粒去目
右件藥擣如泥以陳醬汁調塗之
聖惠治小兒白禿瘡痛痒不差方
桃花三月三日收未開者陰乾　赤桑根各乙兩
右件藥擣細羅為散以臘月豬脂和如
膏每使時先以桑柴灰汁淨洗拭乾塗
之即差

聖惠又方

細柳枝一握　水銀半兩以津研令星盡

皂角一挺去皮子

右件藥細剉以醋一升煎令濃去滓再熬成膏下水銀攪令匀以瓷合盛日二塗之

聖惠治小兒白禿瘡無髮苦痒野葛膏方

野葛末　豬脂　羊脂各一兩

右件藥同煎三五沸攪令匀濾去滓盛於瓷器中候冷塗之不過三上差

聖惠治小兒白禿瘡、又癖頭髮連根作穗、脫落髮不生者、宜塗黑豆瀝方、

黑豆　巨勝子各三合　訶梨勒皮乙兩

右件藥擣羅為末、以油水中半拌令勻、內在竹筒中、用乱髮塞口、以煻火烧瀝、取膏、貯於不津器中、每使時、先以米泔皂角淨洗、然後塗之、日二用、十日內髮生矣、

聖惠又方、

巴豆十枚去皮心研紙裹壓去油　鹽乙塊如棗子大

麻油乙合

右件藥，都入乳鉢內，研如膏，日三度塗之，差。

聖惠治小兒白禿瘡，髮落苦痒，黃蘗散方

黃蘗末　薰陸香各乙兩

右件藥細研，以生麻油調，稀稠得所，塗之，乾即更塗，不過四五度差。

聖惠治小兒白禿瘡，髮不生方

右取蔓菁子、川烏頭等分，燒灰細研，以生油和塗之。

聖惠治小兒白禿瘡久不差方

右取鯽魚一頭重四兩者去肚腸實填亂髮以濕紙裹燒為灰細研入雄黃末二錢更研令勻每用時以泔清淨洗瘡拭乾以臘月豬脂調塗之生油調亦得

聖惠治小兒白禿瘡方

右取東引楝木枝剉碎擣羅為末以豬脂和塗之

聖惠又方

馬腸根 一兩剉微炒

藜蘆半兩去芦頭剉炒令焦

右擣羅為末每用時先以泔清淨洗瘡拭乾傅之

聖惠又方

右以梁上塵五兩細研每用時先以皂角湯温温淨洗瘡乾傅之

聖惠又方

右以雄雞糞白細研以陳醬汁調塗之

嬰孺先以苦酒洗了塗之

聖惠又方

右以熊脂五两，镕令消涂之

聖惠又方

右取尾青衣细研，以生油调涂之

聖惠又方

右以醋泔洗头後，淋荞麦灰汁，再洗之

聖惠又方

右以葵根烧灰细研，傅之

聖惠又方

右以蛇蜕皮烧灰细研，傅之

茅先生治小儿白秃疮，及头疮方

漆篭　　豆豉　　白礬 等分

右都入坩器內、泥裹燒過研細、入輕粉

油調塗之、

長沙醫者丁時發傳、治小兒累年不效、白

頭爛方、

石炭 以童子小便浸七日、又換小便浸之、

蚍肥子葉 陰乾等分

右為細末、先用白紗子頭上裹定、次用

鴨卯餅一箇、在頭上、又用白絹裹定、良

久蟲在紗子上、却去紗絹卯、次用藥塗

之、不過三五上差、

赤禿瘡第四

千金、治赤禿方、

右擣黒椹、取三升服之、日三、

千金、又方、

右以桑皮汁洗頭、擣椹封之、日中曝頭睡、

千金、又方、

右燒牛角灰和豬脂傅、

千金、又方、

右以馬蹄灰末、臘月猪脂和傅之、

子母秘録、療小兒鬼舐赤禿方、

右以狸屎燒灰、和臘月豬脂塗上、

漏頭第五

聖惠、治小兒頭瘡、晝開出膿、夜即復合者、宜用此方、

大附子 去皮臍擣羅為末

鯽魚 長四寸者、各一枚、葛氏肘後方、用鯉魚、

右件藥、將附子末、入魚肚中、於炭火上炙令焦、細研、傅瘡上、更爛擣蒜、於上封

之甚良。

聖惠又方。

亂髮（一團，如梨大）雞子黃（五枚）

右件藥相和，入銚子中，以炭火熬，令髮消，以綿濾過，用瓷合盛，塗於瘡上。（萬全方更用藏粉少許，外入通前三味。）

聖惠又方。

右以馬蹄燒灰細研，以生油調塗之。

聖惠又方。

右以露蜂房燒灰細研，以臘月豬脂調

塗之、

聖惠又方、

右以黑豆一合炒令存性、擣羅為末、以水調塗之、

蠼螋尿瘡第六

巢氏病源小兒蠼螋繞腰腹候、蠼螋蟲長一寸許、身有毛、如毫毛、長五六分、脚多而甚細、居處屋壁之間、云其遊走遇人、則尿人影、隨所尿着影處、人身即應之生瘡、世病之者、多着腰脇、初生之狀匝匝起、初結

瘖瘤小者如黍粟、大者如麻豆、漸漸生長、闊大繞腰、生膿汁成瘡也、

千金論曰、凡蠼螋蟲尿人影着處、便令人病瘡、其狀身中忽有處、慘痛如芒刺、亦如刺蟲所螫後、起細瘖瘤、作聚如茱萸子狀也、四邊赤、中央有白膿如黍粟、亦令人皮肉急、舉身惡寒壯熱、劇者連起竟腰脇胸、治之法、初得之、摩犀角塗上、止其毒、治如火丹法、余以武德中六月、得此疾、經五六日覺心悶不佳、以他法治不愈、又有人教

畫地作蠼螋形、刀子細細盡取蠼螋腹中土、就中以唾和成泥塗之、再塗即愈、將知天下萬物相感、莫曉其由矣、

千金、治小兒蠼螋咬、遶腹匝即死方、

右擣蒺藜葉傅之、無葉子亦可、

千金、又方、

右取燕窠中土、豬脂和傅之、乾即易之、

千金、治蠼螋尿方、

右以羖羊髭燒灰、臘月豬脂和封之、

千金、又方、

右擣致封之、
千金又方、
右酢和胡粉塗之、
千金治蠼螋尿瘡方、
右燒鹿角末、以苦酒和、傅瘡上、聖惠以
酒和塗、已有汁者、燒道傍弊蒲席傅之、
千金又方、
右以槐白皮半斤切、以苦酒二升漬半
日、刮去瘡處、以洗日五六遍、末赤小豆
以苦酒和傅之、燥復易之、小兒水和、

千金、又方、

右嚼大麥以傳傅之、日三、

千金、又方、

右熟嚼梨葉、以水和塗、燥便易之、

千金、又方、

右以馬鞭草熟擣、以傳之、燥則易之、

千金、又方、

右取吳茱萸東行根下土、酢和塗之、

聖惠治小兒蠼螋瘡方、

右取敗蒲扇、以水煮、濃汁塗之、

聖惠又方

右以稨豆葉擣爛塗之

聖惠又方

右以生甘草擣末傅之

聖惠又方

右以梨子嚼汁塗之乾則再塗之

聖惠又方

右以栗子爛嚼塗之

聖惠又方

右以萹竹汁塗之

聖惠又方、

右生白礬細研，以生葱汁調厚塗之。

自懸瘡第七

王氏手集：項見應天有一小兒，項下生瘡，常痒痛不乾，漸遠項滋長，經年不愈。有一道人云：此名自懸瘡，是自縊鬼為祟，將遶項周匝，能使人頭斷，甚可怯也。只求自縊人墓上土敷合，細研，隨瘡傳之，初用藥不可勝計，用此果不累傳而愈。

代指第八

聖惠夫小兒代指者、其指先腫、焮焮熱痛、其色不黯、然後方始爪甲結膿、劇者爪甲脫也、亦名代甲、亦名糟指、亦名土竃(竈)、夫爪觔之餘也、由觔骨熱盛、氣澀不通、故結腫生膿、而爪甲脫也、

聖惠治小兒代指腫痛方、右用麻黄三兩、擣碎、以水二椀、煎至一碗、乘热略蘸指在其中、日十餘遍、即愈、

聖惠治小兒代指逆腫方、右以雞毛和黄土作泥、泥指上、令厚五

分内煻灰中煨之，令微热可忍，候泥渐渐乾即易，不過二三度即差。

聖惠又方，

右以猪脂和曲蟮，研傅之，數易之。

聖惠又方，

右取梅核中仁熟擣，以醇苦酒和傅之，以差即止。

聖惠又方，

右取粱米粉，鐵鐺中熬令赤，以衆人唾和之塗上，令厚一寸即消。

聖惠又方、
右以小便和鹽作泥、厚裹之、數易即差
更用鐵針刺血出最妙、

手足皹裂第九

聖惠夫小兒肌膚軟弱、冬時解脫、觸冒風寒、手足脫肉破、故謂之皹裂也、

千金翼治手足皴裂、血出疼痛方
右取豬脂着熱酒中、以洗之、即差、

聖惠治小兒入水、手足皴裂、腫痛血出方
右用主胡麻（麻）爛擣塗之、

聖惠又方

右以棗煮取肉研細傅之一宿後用甘草湯洗即差

脚瘃第十

聖惠夫小兒脚瘃者是小兒肉嫩外風冷中於足掌中涌泉穴也是兒脚上皮肉間血氣與風邪相感使肉硬血氣不通陽氣不達致使然也

聖惠治小兒脚瘃橦硬疼痛宜用淋蘸方

川椒二兩　鹽一兩

右以清酒五升、煎取三升、頻頻蘸之、候冷即住、其藥重煖、可五七度用之、

聖惠、又方、

附子一兩　乾薑二兩

右件藥擣羅為末、入於綿中、裝襪与兒着之、

聖惠、又方、

右用豬脂日三二度塗之、吉氏家傳方、

濃煎臘脂塗之

凍瘡第十一

巢氏病源小兒凍爛瘡候小兒冬月為寒氣傷於肌膚，寒氣愽於血氣，血氣壅澁，因即生瘡，其瘡亦焮腫而難差，乃至皮肉爛，謂之凍爛瘡。

千金治凍爛瘡方，

右以豬後懸蹄，以夜半時燒之，研細篩，以豬脂和傅，亦治小兒。

千金翼治冬月冒涉凍凌，面目手足瘃壞，及如熱疼痛欲瘃方。

右取麥䅌，煮取濃汁，熱漬手足，兼洗之。

三五度，即差。

千金翼治手足皴凍欲脫方。

椒　芎藭各半兩　白芷

防風　薑一作鹽，各一分

右五味，以水四升，煎令濃，塗洗之，三數遍即差。

千金翼治凍傷十指欲墮方。

右取馬屎三升，煮令麻沸，漬冷易之，半日愈。

子母秘錄治小兒凍瘡方。

右用雀兒腦髓塗之、立差。

孟詵治凍瘡方、

右取臘日新死者牡鼠一枚、油一大升、煎之使爛、絞去滓、重煎成膏、塗凍瘡、及折破瘡、

聖惠治小兒凍耳成瘡、或痒或痛、黄蘗散方、

黄蘗　白斂各半兩

右件藥擣、細羅為散、先用湯洗瘡、後以生油調塗之、

聖惠治小兒凍脚成瘡、或痒或痛、宜用此方、

小麥（半升） 穰草（三握）

右件藥、用醋一升、水二升、同煮至二升、去滓、温如人體、洗兩脚、夜間頻洗之效、

聖惠治小兒凍手皴裂成瘡、白歛散方、

白歛（末三分） 白及（末半兩） 生油麻（二合生擣）

右件藥同研令匀、更用蒸蘿蔔一箇、爛研一處、以酒調似稀膏、先以童子小便洗後、便塗之效、

養生必用凍瘡久不愈方

右以馬藺花子爲末，煎湯帶熱淋洗。

張渙浴小兒冬月，乳母不慎調適，爲寒氣傷於皮膚，搏於血氣，令焮腫生瘡，難差，俗呼爲凍瘡，或偏發耳上手足，黃蘗膏方

黃蘗　白歛（各末一兩）　白及（末半兩）

生油麻（二合生擣取汁）

右件藥同研令勻，更用蒸羅蔔一箇，一處以好酒一盞爛擣成膏，每用少許，先以童子小便洗，後用藥看患處塗之。

痱子第十二

聖惠：夫盛夏之月，小兒膚腠開，易傷風熱，風熱毒氣搏於皮膚，則生痱瘡，其狀如湯之潑，輕者匝匝如粟粒，重者熱浸漬成瘡，因以為名，世呼為痱子也。

陶隱居療小兒熱痱方。

右以兔絲子取茎，捼汁，以浴小兒。

聖惠治小兒痱子，磨破成瘡疼痛，宜用止痛生肌，赤石脂散方。

赤石脂　黄蘗（末）　攬面茶（末各半两）

白麪二两　龍腦乙分

右件藥同研令勻，每用綿搵撲於瘡上，以差為度。

聖惠治小兒夏月痱瘡，及瘡熱，葛粉散方。

葛粉三两　甘草生剉　石灰

右件藥擣羅為末，以綿搵撲於瘡上，以差為度。

聖惠治小兒躰熱痱瘡，滑石散方。

滑石末，三两　白礬灰乙两　棗葉四两

右件藥擣羅為末，先以溫漿水洗瘡，後

取藥傳之、即差、

聖惠又方、

英粉五兩 白龍腦壹錢

右件藥細研、先用棗藥湯洗、後以散撲之、

聖惠治小兒痱瘡熱破痛不止方、

乾藕節末二兩 生油麻二合

右件藥、先擣油麻如膏、後下藕節末和、别入生蜜調、稀稠得所、塗於瘡上、不過三五度差、張渙治小兒盛夏之月，因汗腠理開，疎風熱毒氣客之，則生疿瘡，其狀如湯潑，或紛紛如粟粒，俗呼為疿子，甚者磨破，宜龍腦散方。

龍腦別研　黃蘗末各半兩　白麵

臘面茶末各二兩

右件藥同研勻細，每用新綿揾藥，撲於瘡上，破者傳之，以差為度。

赤疵第十三

巢氏病源小兒赤疵候：小兒有血氣不和，

肌肉変生赤色，染漸長大無定，或如錢大，
或闊三數寸是也。
千金治小兒身上生赤疵方
右取馬尿洗之，日四五度。
千金治小兒身上有赤黑疵方
右針父脚中，取血，貼疵上，即消
千金又方
右取狗熱尿傳之，皮自卷落
千金冀凡人身有赤疵方，
右常以銀指令熱，不久漸漸消滅瘢痕

嬰孺治赤疵方

右取生漆點之差

白駮第十四

千金翼治白癜白駮浸淫癧瘍看頸及胷前方

右以大醋於甌底磨硫黃令如泥又以八角附子截一頭使平就甌底重磨硫黃使熟夜臥先布拭病上令熱乃以藥傳之重者三度

千金翼又方

硫黄　水銀　礬石
竈墨
右四味等分、擣下篩、以葱涕和研之、臨
卧以傅病上、
千金翼、又方、
石硫黄（三两）　附子（去皮）　鐵精（各乙两）
右三味並研擣、以三年醋和、内瓷器中
密封七日、以醋泔淨洗上、拭乾塗之、即
愈、一两日慎風、
千金翼、治頭項及面上、白駮浸淫漸長有

似於癬、但魚瘡方、

右以乾鰻鱺魚炙脂塗之、先拭駮上、外把刮之、令小慘痛、拭燥、然後以魚脂塗之、一塗便愈、難者不過三塗之佳、

千金翼又方、

右取生木空中水洗之、食頃止、

千金翼又方、

右以桂心末唾和、傅駮上、日三、

千金翼又方、

白及一作白歛　當歸　附子

天雄（貳味炮去皮） 黄芩（各乙两） 乾姜（四两）

躑躅（一升）

右七味，擣篩為散，酒服五分匕，日三服。

千金翼灸法：五月五日午時，灸膝外屈脚當紋頭隨年壯，两處灸，壹時下火，不得轉動。

漆瘡第十五

巢氏病源：小兒漆瘡候，人無問男女大小，有稟性不耐漆者，見漆及新漆器，便着漆毒，令頭面身躰腫起，癮疹色赤，生瘡痒痛。

是也、
千金、漆瘡方、
右以生柳葉三斤、以水一斗五升、細切
煮得七升、適寒溫洗之、日三、肘後方云
老柳皮尤妙、
千金、又方、
右以磨石下滓泥塗之、取差止、大驗
千金、又方、
右取蓮葉燥者一斤、以水一斗、煮取五
升、洗瘡上、日再、

千金又方

右以貫衆治末，以塗上，乾以油和塗之，即愈。

千金又方

右以羊乳汁塗之。

千金又方

右以芒硝五兩，湯浸洗之。千金翼塗之。

千金又方

右以礬石着湯中令消，洗之。

千金又方

右取七姑草擣封之、救急方、及聖惠皆
擣七姑草、和芒硝塗之
千金、又方、
右取豬膏塗之
千金、又方、
右宜啖豬肉嚼穄穀塗之
千金、又方、
右濃煮鼠查葉、以洗漆上、亦可擣葉取
汁以塗之
外臺、必效療漆瘡方

右濃煎杉木汁洗之、數數用即除、小兒尤佳、

聖惠、治小兒漆瘡、四肢壯熱、藍葉散方、

藍葉　麥門冬去心　川升麻

木通剉　甘草炙微赤剉　茯神各半兩

犀角　馬牙硝各分

右件藥擣、麁羅為散、每服一錢、以水一小盞、煎至五分、去滓、放溫、量兒大小分減服之、

聖惠、又方、

木通剉　升川麻　木防已各乙分
川大黄剉碎微炒　川朴消各乙分
桑根白皮半两剉
右件藥擣、篦羅為散、每服一錢以水一
小盞、煎至五分、去滓放溫、量兒大小、分
減服之
聖惠、又方、
垂柳枝五两　苦参二两　黄連一两去須
右件藥細剉、以水三升、煎至半升、去滓
入墨末一合、攪令勻、熬成膏、以瓷合盛、

候冷塗於瘡上、

聖惠、又方、

右濃煎蔓菁湯、看冷熱洗之、

聖惠、又方、

右取蟹二枚生者爛擣、以水二合、同絞取汁塗之、雞峯方、末自死蟹、水煎洗之、

聖惠、又方、

右以糯米嚼令爛塗之

聖惠、又方、

右以茅香漬汁頻洗之、

聖惠、又方、

右用小麥麵擣末、以雞子白和塗之、

聖惠、又方、

右用馬尿洗之

聖惠、又方、

右以薤白生擣如泥、塗之、煮汁洗之亦佳、

聖惠、又方、

右濃煎黄檗湯、看冷熱洗之

聖惠、又方、

右以萊子油塗之、

聖惠又方、

右濃煎新麋箒湯、看熱洗之、

聖惠又方、

右擣韭汁塗之

張渙化毒散方、治男女有稟性不耐漆者、見生漆及漆器、便着毒生瘡痒痛、

木通剉兩　麥門冬去心　藍葉各半兩

犀角屑　甘草炙微赤剉　馬牙硝各乙分

右件藥擣羅為麄散、每服一錢、以水一

小盞、煎至五分、去滓放温服、量兒大小

加減、

張渙又方柳枝膏、

垂柳枝五兩　苦參二兩　黄芩乙兩

右件藥細剉爲麄末、每用三匙頭、以水二椀、煎至一椀、濾去滓、研入好墨半匙頭攪令勻、再熬成膏、以瓷合盛、候冷每用少許、塗於瘡上、

張鋭雞峯方、治漆瘡、

右以蓬莪茂爲細末、每一兩、以水五盞、

煎至二盞、去滓洗之、

張鋭雞峯又方、

右以桂去皮、油調塗之、

金瘡第十六

巢氏病源小兒金瘡候、小兒為金刀所傷、謂之金瘡、若傷於經脉、則血出不止、乃至悶頓、若傷於諸藏俞募、亦不可治、自餘腹破腸出、頭碎腦露、並亦難治、其傷於肌肉、淺則成瘡、終不慮死、而金瘡得風則变痓、

千金翼療金瘡方、

右以石灰上血、大效、若五月五日、採蘩蔞葛葉鹿活草槲葉芍藥地黃葉蒼耳青蒿葉令擣、石灰為團、如雞卵曝乾末以療瘡生肌、大神驗、鹿活草、天名精也、

千金翼、桃仁湯、主金瘡瘀血方、

桃仁五十枚去皮尖及双仁　䗪蟲去翅足熬

水蛭熬各三十枚　大黃五兩　桂心半兩

右五味切、以水酒各五升、煮取二升、服一合、日三服明日五更一服、

千金翼、金瘡內漏方、

右還自取瘡中血、着盃中、水和盡服愈、

千金翼金瘡腹中有瘀血、二物湯方、

大麻仁三升　葱白二七莖

右藥使數人各擣令熟、着九升水中、煮取半、頓服之、若血去盡、腹中有膿血、更令服之、當吐膿血耳、

千金翼金瘡內漏血不出方

右以牡丹為散、三指撮、五日尿出血、

千金翼金瘡方、

右取馬鞭草擣篩、薄瘡一宿、都差、冬用

乾棗末、

千金翼治金瘡出血、多虛竭、內補散方、

蓯蓉　芍藥　當歸

芎藭　乾姜　人参

黄芩　厚朴炙　桑白皮

吴茱萸　黄耆　桂心

甘草炙各一兩　蜀椒參分去目及閉口者汗

右十四味擣篩為散、飲服方寸匕、日三、

千金翼治金瘡煩滿方、

右用赤小豆一升、以苦酒浸之、熬燥復

漬之滿三度色黑治服方寸匕日三

千金翼治金瘡苦不差方

右用白楊木白皮熬令燥末服方寸匕日三服又以末傅瘡中即愈

千金翼治金瘡刺痛不可忍百方不差方

右以蔥一把水三升煮數沸漬瘡即止

千金翼治金瘡煩痛大便不利方

大黄　黄芩等分

右二味擣篩為末鍊蜜和丸先食飲服如梧子七圓日三

千金翼金瘡方

右以桑白皮裹令汁入瘡中或石灰封並妙

千金翼凡金瘡出血必渴當忍啖燥食不得飲粥及漿犯即血出殺人凡白血不止方

右粉龍骨末於瘡上立止

千金翼又方

右割取人見着鞋上有断乳十枚布瘡上立止

千金翼、又方、

右末雄黄傅瘡、當沸汁出、即差、

千金翼、又方、

右刮貝子末、服一錢匕、

千金翼、又方、

右煑葛根食之、如食法、務令多、

千金翼、凡金瘡深不用早合方、

右若合則以滑石末粉則不合、

千金翼、金瘡止血散方、

釣樟根三兩　當歸　芎藭

乾地黄　續断各乙两　鹿茸半两炙
龍骨二两
右七味擣篩為散，以傳血即止，酒服一
錢匕，日五夜三。
千金翼：金創腸出令入方
磁石灰　滑石各三两
右二味擣細篩為散，白飲服方寸匕，日
五夜二，三日當入。
千金翼：治刀斧所傷，及冷瘡牛領馬鞍瘡
方。

續斷　松脂各乙两　鹿角

牛骨腐者　乱髮燒各二两

右五味擣篩細為散、以豬脂半斤、并松脂合煎令和、下鐺於地上、攪令冷凝、用之、瘡有汁散傅之、

千金翼、金瘡煩悶方、

白芷　芎藭　甘草炙各二两

右三味、熬令变色、擣篩為散、水服方寸匕、日五夜二、

千金翼、續斷散主金瘡筋骨續絶方、

續斷、三兩半　蓯蓉薄切酒浸一宿焙乾　細辛半兩
芎藭　當歸各一兩半　蜀椒汗去目閉口者
附子炮去皮　乾薑　乾地黃各二兩
桂心各三分　蛇銜草　甘草炙各乙兩
芎藭、　人參

右十四味、擣篩為散、酒服方寸匕、日三夜一、千金有地榆、古今錄驗又有杜蘅、

千金翼、澤蘭散、主金瘡內塞方

澤蘭　防風　蜀椒去目閉口者汗
石膏　乾薑　附子炮去皮

細辛　辛夷　芎藭

當歸各半兩　甘草一兩炙

右十一味，擣篩爲散，酒服方寸匕，日三夜一。膿多倍甘草，渴加菰蔞半兩，煩熱加黄芩半兩，腹滿短氣加厚朴三分，瘡中瘆血，更加辛夷半兩。

寶童方，治諸般傷損，

花蘂石一斤　硫黄一兩

右件用瓷合盛，白及粉水調固縫，然後以鹽泥固濟，火内燒一日一夜，取出火

氣研細用治瘡凡猫犬所傷及有損用
摻之
吉氏家傳金鐵傷血不止方
石灰一兩　雞子一箇打破和黄
右二味拌和作餅子燒之令煙絶再研
細每日摻之
湯湯火燒第十七
聖惠凡小兒被湯潑火燒者初時慎勿以
冷物及井下泥及尿泥并蜜塗搨之其熱
氣得冷即却深搏至骨爛人筋也所以人

中湯火後、觔喜攣縮者、良由此也、

千金治火燒瘡方、

右以死鼠頭一枚、臘月豬膏煎令消盡、以傅乾即傅差、不作瘢、神效、亦治大人火瘡、

千金又方、

右用丹參無多少、以羊脂猪髓腦煎塗之、無瘢神良、

千金治沃人肉爛壞方

杏仁 附子各二兩 甘草一兩

羊脂五两　松脂雞子大

右五味㕮咀以不中水猪膏五两煎塗之

千金翼火烧瘡方

右取新牛屎承热塗之

千金翼又方

右烧桃葉鹽和煮作湯洗之

千金翼又方

右以醬汁塗立愈

千金翼又方

右以桑皮灰傅乾則易、

千金翼、又方、

右以井底清泥塗之、佳、

千金翼、又方、

右以青羊髓塗之、佳、無青羊、白黑羊亦得、

千金翼、治灸瘡及湯火所損、晝夜啼呼不止、兼滅瘢方、

羊脂　松脂各半两　豬脂

蠟各乙分

右四味，於松明上，以小銚火燒，猪脂等皆消，以盛承取汁傅之。松明，是松木節也。

千金翼，治火瘡方。

栢白皮半兩　竹葉一兩　甘草二兩

右三味，以猪膏一斤煎，三沸，三上三下，藥成去滓，待冷塗之。集驗有地黄四兩。

圖經，治湯湯火燒方。

右以側栢葉，入臼中濕擣，令極爛如泥，冷水調作膏，以治大人及小兒湯火燒，塗傅於傷處，用帛子繫定，三兩日瘡

當斂、仍減瘢

北夢瑣言、孫光憲家婢、抱小兒不覺落炭火上方、

右便以醋泥傅之、無痕、良方亦載此說、

子母秘錄、治小兒湯火瘡方、

右水煮大豆汁冷、塗上、數易差、無斑、

聖惠、治小兒卒被湯潑火燒苦劇、大麻子膏方、

大麻子一合　栢白皮　白芷

甘草　梔子仁各一兩

右件藥細剉以猪脂一斤煎白芷色黃為度以綿濾去滓盛於瓷器中候冷塗於瘡上日三四度用之

聖惠治小兒被湯潑火燒赤痛生地黃膏方

生地黃　甘草　苦竹葉各一兩

栢白皮三兩

右件藥細剉以猪脂一斤煎令地黃色黑以綿濾去滓盛於不津器中候冷日三度塗之

聖惠治小兒火燒瘡敗壞宜用羊髓膏方

羊髓一斤　栢白皮　生地黄

蛇銜草　黄芩　梔子仁

苦竹葉各一两

右件藥細剉先以鐺中鍊羊髓令沸次下諸藥同煎候地黄色黑為度以綿濾去滓傾於瓷器中候冷塗於瘡上日三度用之

聖惠治小兒湯火瘡白膏方

白松脂　白斂　白及

定粉各半两　乳香一分　清油二合

黄臘一两

右件藥擣羅為末，先以油入瓷鍋內，用慢大熬令香，下蠟令鎔，次下諸藥末，不住手攪，熬成膏，以瓷合盛，候冷，日三四度塗之。

聖惠又方

柏葉　梔子仁各一两　胡粉半两

右件藥，擣羅為末，以羊髓五合入鐺中於微火上化之，後下諸藥末，不住手攪

煮成膏盛於不津器中候冷塗之以差為度

聖惠又方

白礬二兩燒灰　梔子三七枚燒令煙盡為度

右件藥細研為散以雞子白調塗之

聖惠又方

右用柘白皮半斤細剉以豬脂五兩入銚子內與柘白皮同煎焦黃色取下綿濾去滓內入瓷合中候冷塗之

聖惠又方

右用丹參擣末以羊脂和傅之

聖惠又方

右用死鼠一枚以清油一升煎令黑焦

去滓日三度塗之

聖惠又方

右以榆白皮嚼熱塗之

聖惠又方

右用梔子仁以水浸汁日五六度塗之

聖惠又方

右用菰蔣根去土燒灰細研以雞子白

和塗之
聖惠又方
右用柳白皮細剉半升以猪脂一斤相
和煎候柳皮黑去滓放冷日三塗之
聖惠又方
右用雄黄末以醋調塗之
聖惠又方
右用浮萍草擣末以温水調塗之
聖惠又方
右初被湯火所傷便取狗毛碎翦消膠

和之、遍塗於瘡上、以帛封之、一封以至
痂落、更不易之、亦不痛、甚良、

聖惠又方、

右以粟米熬令焦、投水中、却漉出爛研
傅之、效、

聖惠又方、

右用黍米煮粥、以雞子白和傅之

聖惠又方、

右以乳頭香水研、薄薄塗之

聖惠治小兒卒被湯潑方

右用牛皮膠、以漿水同入瓷器內、慢火煨令化、厚塗之、立差、

養生必用、湯火傷妙方、

右以蛤蜊殼火燒令通赤、放冷、研為末生油調塗、藥至如冰不作瘢、一方云魚蛤蜊殼、細蛤粉亦可、

養生必用、又方、

右以水調白麵掃上、

養生必用、又方、

萆蔴子去皮　蛤粉半分

右研如膏、湯傷用油調塗、火傷用水調塗、

嬰孺、治小兒湯火瘡、柏皮膏方

生柏皮　生梶白皮（各切三合）

生地黄汁　生蛇銜（各八分）　梔子仁（六分）

甘草　黄蘗（各四分）

右切、以豬脂一升半、小火上煎為膏、去滓傅之、

嬰孺又方、

右以柏葉火燒為末、冷水和傅之、乳母

忌口魚癩、

嬰孺又方、

右以蜜塗之、五七上、

張涣、治小兒偶被湯潑火燒、麻子膏方

大麻子　栢木白皮　香白芷

甘草　生地黄各一兩

右件擣為麄末、以猪脂八兩鎔熬蕉色

黄成膏、以綿濾去滓、盛於瓷器中、候冷

每用少許、塗患處、

張銳雞峯方、治湯火燒、

右以風化石灰、清油調塗之、

張銳雞峯又方、

右以蕎麥麵炒焦、冷水調塗之、或入油少許、尤妙、

聚寶方、治火燒瘡、

右以乾牛糞燒灰細研、生油調塗之、仍無瘢痕、

王氏手集、治小兒湯湯火燒方、

雞子白（一箇） 葱（一條煨熟剝去皮） 蛤粉（一大束）

右研極細、塗燒湯處、便不成瘡、有瘡着

亦無瘢、

吳氏家傳凡湯火傷人、小兒常苦之、方出多門如醋磨大黄等方、具載典冊、謂出神授用輒不驗、自得此方、常試甚妙、人有自頂至踵、為熱油所中者、急以塗傅、隨手無纖恙、其間有點星塗傅遺漏處輒起紅泡糜爛、經月不能差、可知塗傅所及、一何妙也、湯火方、

右以一鎔銀、或金敗鍋子、唯出火次數絶多者為上、纔被傷、即以冷水急於石

上磨汁、重重塗傅、不見赤痕即止、次日
任其自乾脫剥、是驗、
長沙醫者鄭愈傳、治小兒湯湯火燒方、
寒水石煅　乾山藥　螺兒青各等分
右件藥為末、如燒湯着、用蜜調塗瘡上
即時見效
瘡中風中水第十八
千金治瘡因風致腫方、
右以櫟木根皮一斤、濃煮内鹽一把漬
之、

千金治破傷風腫方

右厚塗杏仁膏燃麻燭遙炙之

千金凡因瘡而腫痛者皆中水及中風寒所作其腫入腹則殺人治之方

右以溫桑灰汁漬冷復溫之常令熱神秘

千金治瘡中水腫方

右以炭白灰胡粉等分脂和塗瘡孔上水出則痛止

幼幼新書卷第三十八

幼幼新書

三十九

幼幼新書卷第三十九 鯁刺虫毒 凡十七門

惡刺第一 竹木刺狐尿刺并刺中風水附

骨鯁第二 髮繞喉附

食土第三

落水第四

遺尿第五

尿床第六

狐臭第七

諸蟲咬第八

頭多生虱第九 自有虱附

惡刺第一 竹木刺狐尿刺并刺中風水附

千金治惡刺方

右苦瓠開口，內小兒尿，煮兩三沸，浸病
上。
千金又方，
方莨菪根，火煮浸之，冷復易，神效
千金又方，
右濃煮大豆汁漬，取差，
千金又方，
右以李葉棗葉，擣絞取汁，點之，即效
千金治惡刺并狐尿刺方
右以烏父驢尿漬之，又白馬尿溫漬之，

千金凡因瘡而腫痛、劇者數日死、或中風寒或中水、或中狐屎刺治之方、
右燒黍穰若牛馬屎、若生桑條、取得多煙之物燒熏、汁出愈、

千金又方、
右以熱蠟內瘡中、新瘡亦差、

千金又方、
右以蒲公英擣、取根莖白汁塗之、惟多塗為佳、差止、余以正觀五年七月十五日夜、左手中指背觸着庭下木、至曉遂

患痛不可忍、經十日痛日深、瘡日高大色如熟小豆色、嘗聞長者之論、有此治方、試復為之、手下則愈、痛亦即除、瘡亦即差、不過十日、尋得平復、此大神效、故疏之、蜀人名耳瘢菜、關中名苟乳、奴切又、千金翼云、凡諸螳蜋之類、盛暑之時、多有孕育、着諸物上、必有精汁、其汁乾久則有毒、人手觸之、不王相之間、則成其疾、名曰狐尿刺、日夜碜痛、不識眠睡、百方治之不差、但取僕公英莖葉根中

断之、取白汁塗之、令厚一分即差、神驗、

千金、治刺傷中風水方、

右刮箭羽下　塗之、

千金、又方、

右燒魚目灰傅之、

千金、又方、

右服黒牛熱尿、一服二升、三服即止、

千金、又方、

右煮韮熟搨之

千金、又方、

右以蠟一兩熬炙熨薄裹上、令水出愈

千金凡八月九月中、刺手足犯惡露腫殺人、不可輕也、治之方、

右用生桑枝三枚、内煻灰中、推引之令極熱、斫斷、止以頭柱瘡口上、熱盡即易之、尽三枚則瘡自爛、仍取薤白擣、綿裹、着熱灰中、使極熱、去綿、取薤白薄瘡上、以布帛急裹之、若有煙者、便作之、用薤白苐一佳、

千金治竹木刺在皮不出方、

右以羊屎燥者、燒作灰、和豬脂、塗刺上、若不出重塗、乃言不覺刺出時、一云、用乾羊屎末、

千金治久刺不出方、

右服王不留(畱)行即出、兼取根末貼之、

千金治刺人肉中不出方、

右煮山瞿麥汁飲之、日三、差止、

千金又方、

右用牛膝根莖生者、併擣以薄之、即出瘡雖已合猶出也、

千金又方、

右溫小便漬之

千金又方、

右嚼豉塗之、

千金又方、

右嚼白梅以塗之、用烏梅。用後方

千金又方、

右以白茅根燒末以膏和塗之。亦治瘡

因風致腫、

千金又方、

右燒鹿角末以水和塗之〻立出久者不

過一夕、

千金治竹木刺不出方

右以薔薇灰水服方寸匕日三〻十日刺

出、

千金又方、

右燒鑿柄灰酒服二寸匕、

千金又方、

右以酸棗核燒末服之

千金又方、

右以頭垢塗之、即出、

千金治卒刺手足中水毒方、

右擣韮及藍青置上、以火炙熱徹即愈、

千金翼治因風水腫方、

右卒刺涉水成腫、取韮并鹽擣置上、以火炙藥上、熱徹即愈、

千金翼惡刺方、

右以五月蔓菁子擣末、和烏牛乳封之、無即凡牛乳亦得、

千金翼又方、

右取野狐屎燒灰、臘月豬膏和、封孔上、

千金翼又方、

右取桑灰汁熱漬、冷即易、

千金翼又方、

右以針砂和膠清塗之、

千金翼又方、

右取故鞋綱如棗大、婦人中衣有血者、如手掌大、倒鈎棘針二七枚、三味合燒作灰、以臘月豬膏和塗之、蟲出、

千金翼又方、

右蔓菁子五升微熬末研童兒尿一升合内瘡口中周田厚二寸以煻火燒一升投内瘡於中漬之即愈

千金翼又方

右煮槐白皮取湯漬之

千金翼又方

右以苦瓠煮作淂漬之

千金翼方

右取五月五日蛇皮燒灰臘月猪膏和傳之

千金翼又方

右取故鞍韀薦燒灰，臘月豬膏和，封之，蟲出。

千金翼又方

右取樗根白皮切一升，泔漬，煮三沸，内孔中，亦可漬之。

千金翼肉刺方

右割頭令血出，内鈆丹如米許，暴之。

千金翼又方

右以刀割却，以好墨塗，便差。

簡要濟衆主小兒誤爲諸骨及魚骨刺入肉不出方。

右以水煮白梅肉爛研後調象牙末厚傅骨刺處自軟。

勝金方治小兒大人一切骨鯁或竹木簽刺喉中不下。

右於臘月中取鱖魚膽懸北簷下令乾。每有魚鯁即取一皂子許以酒煎化溫溫呷若得逆便吐骨即隨頑涎出若未吐更喫溫酒但以吐爲妙酒即隨性量力也、若更未出、煎一塊子、魚不出者、此藥應是鯁在藏腑中、且久痛黃瘦甚者、服之皆出、若卒求鱖魚不得、鯉魚鯇魚鯽魚俱可、臘月收之甚佳、

陳藏器傳狐刺瘡方

右以蓼葉搗傳之

陳藏器又方、

右以胡灰根擣傳之、胡灰、即黃灰也、

張銳雞峯方、治魚骨鯁、

右取餳糖如鷄子黃大、含化、

張銳雞峯又方

右用象牙為細末每服一錢溶水調下

聚寶方治悪刺入肉不出

右以肉桂去皮為末鎔黄臘為丸看瘡大小任磨内瘡五重濕紙盖以火煬候藥圓鎔入肉其刺出

骨鯁第二

千金治魚骨鯁方

右以鸕鷀屎服方寸匕

千金又方

右口称鸕鷀〻〻則下、

千金又方、

右服橘皮湯即下、

千金又方、

右服沙糖水即下、

千金又方、

右焼魚網灰即方寸匕、必效方、去取魚網覆頭立下、

千金治骨鯁在喉衆治不出、

右取飴糖丸如雞子黄呑之、不去更呑、漸大作丸、可至十丸止、

千金又方、
右燒虎狼屎服之
千金又方、
右呑豬膏如雞子、不差更呑差止、
千金治食中呑髮嗌不去繞喉方、
右取乱髮燒末、酒服一錢匕、
食土茅三
千金治小兒食土方、
右取肉六斤、繩繫曳　行數里勿洗火
炙與吃之、姚和衆候　人合時買市中

羊肉一斤、一法、以水洗炒炙依料與兒、未
吃食者、即煮法　之、
經驗方、治小兒喫泥、
右以膩粉一分、用沙糖搜和、丸如麻子
大、空心米飲下一丸、良久瀉出泥土差
姚和衆、治小兒食土方、
右取好土濃煎、黃連汁搜之、日乾與服

落水第四

千金治落水死方、
右以竈中灰布地、令厚五寸、以甑側着

灰上、令死人伏於甑上、使頭小垂下、抄鹽
二方寸匕、內竹管中、吹下孔中、即當吐
水、水下因去甑、下死人著灰中、壅身使
出鼻口即活、

千金又方、

又掘地作坑、熬數斛灰內坑中、下死人
覆灰濕徹、即易之、勿令大熱爆人、灰冷
更易、半日即活、

千金又方、

右但埋死人、　灰半頭足俱沒、惟開七

孔、

千金、又方、

右倒懸死人、以好酒灌鼻中、又灌下部

又酢灌鼻亦得

千金、又方、

右綿裹皂莢内下部中、須臾水出

千金、又方、

右裹石灰内下部中、水出盡則活

千金、又方、

右倒懸解去衣、去臍中垢、極吹兩耳、起

乃止、

千金、又方、

右熬沙、覆死人面上下、但出鼻口耳、沙冷湿即易、

千金、又方、

右灶中灰三石、埋死人、從頭至足、出七孔、即活、

千金、又方、

右屈兩脚、着正人兩肩上、死人背向生人背、即負持走行、吐出水便活、

千金又方

右解死人衣灸臍中凡落水經一宿猶可治

千金治冬月落水凍四肢直口噤尚有微氣者方

右以大器中熬灰使暖盛以囊薄其心上冷即易心暖氣通目得轉口乃開可温尿粥稍々吞之即治若不先温其心便持火炙身冷氣與火爭即死

遺尿第五

巢氏病源小儿遗尿候，遗尿者，此由膀胱有冷，不能约于水故也，足太阴为膀胱之经，足少阴为肾之经，此二经为表里，肾主水，肾气下通于阴，小便者水液之余也，膀胱为津液之腑，既冷气衰弱，不能约水，故遗尿也。

千金治小儿遗尿方，

瞿麦　龙胆　皂荚

桂心　石韦各半两　鸡肠草

人参各五两　车前子六两六铢

右八味末之、蜜丸、每食後、服如小豆大
五丸、日三、加至六七丸、
千金、又方、
右以小豆葉擣汁服、
千金、又方、
右焼鶏腸末之、漿水服方寸匕、日三、一
云、面北斗服、
外臺、千金療失禁不覚尿出方、
右以豆醬和灶突墨、如大豆許、内尿孔
中、佳、

聖惠治小兒遺尿不可禁止雞肶胵散方

雞肶胵（六具炙令黄） 桑螵蛸（三分微炒）

甘草（一分炙微赤剉） 黄耆 牡蛎（燒為粉各半兩）

右件藥擣粗羅為散每服二錢以水一小盞煎至六分去滓量兒大小分減溫服

聖惠治小兒遺尿体瘦心煩不欲食牡蛎散方

牡蛎粉 桑螵蛸（微炒） 龍骨（各三分）

甘草（七分炙微赤剉） 麥門冬（去心焙） 鷄腸草

黄耆剉　　白茯苓各半两

右件藥擣羅為散、每服一錢、以水一

小盞、入生薑少許、棗二𣏾、煎至六分、去

滓、量兒大小、分減温服、

聖惠治小兒遺尿足寒、宜服白术散方

白术　　土瓜根各半两　　牡蛎三分

右件藥擣羅為散、每服一錢、以水一

小盞、入生姜少許、棗二枚、煎至六分、去

滓、量兒大小、分減温服、

嬰孺治小兒遺尿方、

右杵小豆末，取乳汁調，服之。

嬰孺，又方，

瞿麥　龍胆　石韋

皂莢炙　桂心各二分　鷄腸草

人參各三分　車前子五分　桑螵蛸炙拾分

內雞腸百死者，十二分

為末，蜜丸如小豆大，服五丸，日三，至六七丸，食前。

千金灸法：遺尿，灸臍下二寸半，隨年壯。又灸大敦三壯，亦治。

尿床第六

千金治尿床方

右取羊肚盛水令滿線縛兩頭熟煮即開取中水頓服之立差

千金又方

右取雞肶胵二具并腸燒末酒服男雌女雄

千金又方

右取羊肥盛水滿中炭火燒之盡肉空腹食之不過四五頓差

千金又方

右以新炊熟飯一盞，寫尿床處，拌之，收與食之，勿令知，良。

千金灸法：尿床，垂兩手兩髀上，盡指頭上有陷處，灸七壯。又灸臍下橫紋七壯。

狐臭第七

巢氏病源：小兒狐臭候：人有血氣不和，腋下有如野狐之氣，謂之狐臭，而此氣能染易著於人。小兒因是撫養之人先有此病，染著小兒。

千金論曰、有　臭有為人所染臭者
天生臭者、　為人所染者易治、然須三
年醋傳礬石為散、勿土并服五香丸、乃可
得差、勿言一度傳藥即差、正可傳藥時、暫
得一差耳、忌食芸薹五辛、治之終身不差、
千金五香丸、治口及耳臭令香、止煩散氣
方、
荳蔻　丁香　藿香
零陵香　青木香　白芷
桂心各一兩　香附子二兩　甘松香

當歸各半兩　檳榔二枚

右十一味末之、蜜和丸、常含一丸如大豆、嚥汁下、三夜一、亦可常含嚥汁、五日口香、十日体著香、二七日衣被香、三七日下風人聞香、四七日洗手水落地香、五七日把他人手亦香、慎五辛、下氣去臭

千金治胡臭方、

辛夷　芎藭　細辛

杜衡　藁本各分

右五味㕮咀、以酒　之一宿、煎取

汁敷之、欲作[傅]時以差為度、

千金、石灰散、

石灰半壹 青木香 楓香

薰陸香 丁香各二月 橘皮

陽起石各三月 凡石四月

右八味治下篩、以綿作篆干、麁如指長四寸、展取藥使着篆上、以絹袋盛、着腋下先以布揩令痛、然後夾之、

千金、又方、

青木香 附子 白灰各二月

凡石半月

右四味為散着粉　常粉之、肘後無凡石、

千金、右又方、

右赤銅屑、以酢和、銀器中炒極熱、以布

裹熨腋下、冷復易、

千金又方、

右槲葉切三升、水五升、煮取一升、洗腋

下、即以白苦瓠　熏之、数々作

千金、又方、

辛夷　細辛　芎藭

青木香各一分

右四味治下、

千金、又方、

右用馬齒莧、絹袋盛之、以碎、以蜜和作丸、以囊厚半寸曝乾、以火燒熟、破取、更以少許蜜和使熟、勿令冷、先以生布揩之夾藥腋下、藥痛久忍之、不能然後以手巾勒兩臂、

千金又方、肘後方六合塗之

牛脂　胡粉各等分

右二味煎令可圓塗腋下一宿即愈

千金又方

右以伏龍肝作泥傳之

千金又方

右以三年苦酢和石灰傳之

千金翼浴諸腋臭方

石灰五　馬藺草二兩　凡石三刃燒

甘松香一兩

右四味合擣篩先以生布揩病上令黃

汁出拭乾以散傳傅之三日差永除

千金翼、又方、

右二月社日、盜取社家　一團狠地

摩腋下三七遍、擲着五道頭、勿令人知、

永差、人知即不效、

諸虫咬第八

千金治蛇蝎螫方、

右服小蒜汁滓、薄上、肘後方云、治蝮蛇螫、

千金又方、

右熟擣葵、取汁服之

千金治蛇嚙方、

右人屎厚塗帛裹，即消

千金治蛇毒方

右消蠟注瘡上，不差更消炷之

千金文方

右以母猪耳中垢傅之（肘後方云牛耳中垢，亦可用）

千金治蝎毒方

右凡蝎有雌雄，雄（雄）者痛止在一處，雌者痛痛牽諸處，若是雄者，用井底泥塗之，温則易，雌者用當屋溝下泥傅之，若（若）者值無雨，可用新汲水從屋上淋下取泥

千金又方、
右取齒中殘飯傅之、又猪脂封之、又射
罔封之、又硇砂和水塗、立愈、
千金治蝎螫方、
右若着手足、以冷水漬之、水微暖則易
之、着餘處者、冷水浸故布搨之、小暖則
易、
千金又方、
右用生烏頭末、唾和傅之
千金、治蜂螫毒方、

右取毛子摩其上，唾二七遍，置毛子故處。

千金治蜂螫方：

蜜　豬脂各五合　蠟二兩

右三味和煎如膏，候冷以塗之。

千金又方：

右燒牛屎灰，苦酒和塗之。

千金又方：

右燒蜂房末，膏和塗之。肘後方云：先煮蜂房洗之，又燒塗之。

千金、又方、

右以酥脂塗之、立愈、

千金、又方、

右以淳酢沃地、取起泥塗之

千金、又方、

右取齒垢塗之

千金、又方、

右醬鹽塗之

千金、又方、

右以尿泥塗之

千金、又方、
右以人尿新者洗之、
千金、又方、
右、及手捻地上土、傅之、
千金、又蜘蛛咬人方、
右以人尿傅、又油淀傅、又炮姜貼之、又
猢猻尿傅之、
千金、又方、
右以烏麻油和胡粉如泥、塗上、乾則易
之、

千金、治凡犬齧人方、

右熬杏仁五合、令黑、碎研、成膏傳之、

千金、又方、

右取灶中熱灰、以粉瘡中、帛裹繫之、

千金、又方、

右以沸湯和灰、擁瘡上、

千金、又方、

右燒犬尾末傳瘡、日三、

千金、又方、

右燒自死蛇一枚令焦末、内瘡孔中、

千金又方

右以頭垢少々內瘡中

千金又方

右用鼠屎臘月豬膏和傅之（外臺方大用鼠一枚豬膏煎傅之々）

千金又方

右飲生姜汁二升（治狂犬咬）韮汁亦佳（外臺方云々亦治已差後復發者）

千金又方

右以熱牛屎塗之佳

千金又方
右以苦酒和灰塗瘡中
千金又方
右以水洗瘡任血出勿止之水洗不住
取血自止以綿裹之差
千金又方
右以火炙蠟以灌瘡中
千金治小兒狗齧方
右於月一日以水一升灌之勿令狗主
打狗若月盡日三升水灌之

千金治豬齧方

右用松脂鍊作餅子，貼上。

千金又方、

右以屋溜中泥，塗之。

千金翼主狂犬傷人方

右以葛根末，或飲其汁，或燒葛灰，水服方寸匕。

譚氏小兒方，治蜘蛛咬，遍身瘡子方

右以葱一枝去尖頭作孔，將蚯蚓入葱葉中，緊埋兩頭，勿泄氣，頻搖動，即化為

水、點咬處差、

聖惠、治小兒蛇咬方、

白凡　　甘草 等分

右、件藥擣羅為末、如蛇咬着心神熱躁、服前暗黑、用新汲水調下半錢、如有惶赤、用白凡鹽漿水萵苣根等分、煎三五沸、淋洗、即惶氣自消、如大段蛇咬着、未及修合藥、用耳塞少許、入在咬着處、瘡口內、以釅醋一滴、々在瘡内上、即止、

聖惠又方、

合口椒　蒼茸苗炙两

右件藥和擣傅之

聖惠又方

生椒三两去目　豆豉三合炒黑焦

右件藥擣羅為末以津調看多少傅之立定

聖惠又方

右遠志嚼令爛傅之并内瘡孔中

聖惠治小兒蝎螫方

右以半夏水研塗之立效

聖惠又方

右以桂心水磨塗之

聖惠又方

右干姜嚼爛傅之

聖惠又方

右大蒜研令爛塗之

聖惠治小兒蜈蚣咬方

頭垢　苦參末各一分

右件藥研令勻以酒和塗之

聖惠又方

右以桑白皮汁塗之

聖惠又方

右以蝸牛活者生研厚塗之

聖惠又方

右以生姜自然汁煎作濃膏入白凡末少許調厚塗之

聖惠治小兒蜘蛛咬方

棗葉　栢葉五月五日收　生鉄衣等分重

右件藥擣細羅為散以生油和如膏先火炙瘡然後塗咬處神效

聖惠又方、
雄黄 二分　射香 半分
右件藥細研、以藍汁一大盞、攪令匀、點
咬處、立效、
聖惠又方、
五加皮 一两　半夏 四两
右件藥燒灰細研、以醋和塗之、
聖惠又方、
右生鉄上衣、醋研濃汁塗之、
聖惠又方、

右以菝葜苗一握擣如泥封之

聖惠又方

右白姜蚕末以津和塗之若有絲出盡

差矣

聖惠又方

右雄黄末以葱汁調厚塗之

聖惠又方

右生白凡末一兩以醋熬成膏厚塗

聖惠治小兒卒被諸蜂蠆螫方

露蜂房　白凡各半兩

右件藥、擣羅為末、以水煎如膏、厚塗螫

處效、

聖惠、治小兒卒被狗咬方、

右乾薑擣羅為末、傅瘡上、

聖惠又方、

右以地龍糞封之、毛出即差

聖惠、治小兒卒被猫兒似（爪）損、及咬損痛方、

右取剪刀草擣、取汁塗之、

聚寶方、治蜘蛛咬方、

右生油調豉末塗、摻之差、

張銳雞峯方治蜘蛛咬。

右蒜白嚼爛傅之。

頭多生虱茅九 身有虱附

巢氏病源小兒頭多蝨生瘡候。蝨者，按九虫論云，蟯虫多所变化，亦變為蝨，而小兒頭櫛沐不時，則蝨生滋長，偏多嚙頭，遂至生瘡，瘡處蝨聚也，謂之蝨窠。然人體性自有偏多蝨者。

嬰孺治小兒頭中蝨方

水銀一黑豆大 油一棗大

右掌中嗤和研塗頭皮令薄遍帛裹半日蝨除

王氏手集治小兒頭并身多有蝨着方

右以百部爛嚼於頭上身邊揉之其蝨自乾死落地或焙乾水調塗之或乾摻之皆妙

攧撲損瘀第十

巢氏病源小兒落床損瘀候血之在身隨氣而行常無停積若因墮落損傷即血行失度隨傷損之處即停若流入腹内亦積

聚不散，皆成瘀血，凡瘀血在内，顏色痿黄，氣息微喘，濇濇小寒，噏噏微熱，或時刺痛也。

葛氏肘後，若墮落有血，壯熱不食乳哺者方。

大黄　黄連　蒲黄各二分

芒硝一分半

右以水二升，煮取一升，去滓，内芒硝，分二服，大小便並即愈。

千金治小兒　末墮地，如有瘀血，腹中陈

医寒熱不肯乳哺但啼哭叫喚蒲黄湯方

蒲黄　大黄　黄芩

麥門冬各十銖　甘草炙八銖　芒硝七銖

黄連拾二銖

右七味㕮咀以水二升煮取一升去滓内芒硝分三服消息視兒羸瘦半之大小便血即愈忌冷食

千金當歸散主落馬墮車諸傷腕折臂脚痛不止方

當歸　桂心　蜀椒

附子炮去皮脐 各二分　芎藭六分
甘草炙五分　澤蘭一分
右七味並熬令香，治下篩，酒服方寸匕，日三。凡是傷損皆服之，十日愈。小兒亦同。救急方云：治墜馬落車，被打傷腕折臂，叫痛喚声不絕，服此散，呼吸之間不復大痛，三日筋骨相連。

千金翼馬蹄散，主被打腸中瘀血方：
右白馬蹄燒令煙盡，擣篩為散，酒服方寸匕，日三夜一。亦主女人病血，消之為水。

千金翼、蒲黃散、主被打腹中有瘀血方、

蒲黃一升　當歸　桂心各二兩

右三味、擣篩為散、酒服方寸匕、日三夜一、

聖惠、治小兒落床墮地、如有瘀血、腹中痛、蒲黃散方

蒲黃　川大黃剉微炒　當歸微炒

琥珀　生乾地黃　赤芍藥各半兩

桂心一分

右件藥擣麁羅為散、每服一錢、以水一

小盞，煎至五分，去滓，不計時候溫服，量兒大小，加減服之。

聖惠治小兒落床傷於肢節，青瘀疼痛，地黃散方：

生乾地黃半兩　川大黃　當歸上味各剉，微炒

桂心　赤芍藥　蒲黃

甜瓜子　桃仁湯浸，去皮尖、雙仁，麩炒微黃，各一分

右件藥擣細羅為散，每服不計時候，用酒半合，生地黃汁半合，相和，煖令溫，調下半錢，服量兒大小，加減服之。

聖惠治小兒落床体熱疼痛犀角散方
犀角屑　赤芍藥　芎藭
當歸剉微炒　甘草炙微赤剉各一分
川大黄半月剉微炒
右件藥擣麄羅為細散每服一錢以水一小盞煎至五分去滓不計時候温服量兒大小加減服之
聖惠治小兒落床体熱驚悸茯神散方
茯神半两　龍胆　人參各去芦頭
子芩　犀角屑　麥門冬去心焙

甘草炙微赤剉各一分

右件藥擣麁羅為散，每服一錢，以水一小盞，煎至五分，去滓，不計時候，量兒大小分減溫服

嬰孺治小兒墮地，有瘀血在腹中，天陰則翕々寒熱，不肯乳哺，但呼啼方。

蒲黃　大黃　甘草各十銖

麥門冬十五銖　黃連十二銖

右以水二升，煮一升，為三服，量兒大小與之，忌生冷菘菜冷水。

張渙蒲黃湯方，治打撲或落床墮地，至損吐氣，羸瘦痿黃，或時刺痛，遊走不定。

蒲黃　生乾地黃　當歸（洗焙炒各一兩）

赤芍藥　琥珀　桂心（各半兩）

右件擣羅為細末，每服一錢，水一小盞，煎至五分，去滓溫服，量兒大小加減。

張渙又方，茯神丹。

茯神　麥門冬（湯浸去心）　當歸（洗焙乾各一兩）

人參（去芦頭）　黃芩　龍膽草（各半兩）

已上為細末，次用

桃仁湯浸去皮尖炒香熟半兩

右件同再細研拌勻、煉蜜和、丸黍米大、每服十粒、用生地黄汁少許、同酒下、量兒大小加減、

誤吞銅鐵等物第十一

外臺小品論療、小兒誤吞鐵珠子、如狸豆大者、經年不以為害、後病瘦瘠、食不生肌膚、時下痢、或寒熱、服諸藥自療未、又劇不效、有師診之云、是吞物不消、作法服衆藥、所吞物不去、終不差、令其家中察之云、兒

近歲常弄十六具鈇珠、竟失一顆、慮是吞之、從來積歲、實不以為疑、師云、診乃信是故令病矣、為處湯藥、所患即差、便共將療、其兒肌膚充悅而忘說、其方且記之、又有一家女子六七歲許、患腹痛、其母與摩按之、覺手下有一橫物在兒肉裏止、平橫爾問兒曰、那得鍼在肉中、大驚怪、脫衣看之肉全淨、無有刺處、按之兒亦不患鍼痛、惟覺腹裏痛耳、其母即以爪用重々介之、乃橫物折依下兩段、亦不偏痛、迎師診之、共瘵若吞鉄刺物者其嬰兒不經鯁礙惟恐養兒時母常帶鉄鍼身抱兒体鍼入兒肌膚中兒縱覺痛啼呼與乳卧息便止遂成不覺今因腹痛摩之知耳鉄得土木濕皆生屑易朽鍼在人肉中經數歲因得血氣皆朽也故外之即折令患腹痛不安但療痛服溫中湯下心腹痛差後長大嫁因產乳不開道鍼處為患故記之

千金治小兒悞吞針

右取磁石如棗核大吞之及含之其針

立出。聖惠磨磁石、如棗核大、鑽竅以絲穿令吞之、吸出。

千金治小兒誤吞鉄等物方

右用艾蒿一把剉、以水五升、煮取一升半服之、即下。

千金治吞鐵丸方

右以艾蒿五兩、以水五升、煮取一升頓服之、即下。

千金又方

右末木炭、酒服方寸匕、水服亦得。

千金又方
右服容二升即出
千金治嚥金銀環及釵（釵）方
右以白糖二斤一頓漸漸食之多食益佳也
千金又方
右吞水銀一兩再服之
千金悞吞鐶及指彄方
右燒鴈毛二七枚末服之鵝羽亦得聖惠用粥飲調服半錢

千金、誤吞釵方、

右曝韮令萎、蒸熟勿切、食一束即出、或、生麥葉筋縷如韮法皆可用、但立意多食自消、

千金、誤吞銅鐵而哽者方、

右燒銅弩牙令赤、内酒中飲之、立愈、嬰孺只用水中淬飲之、

千金、誤吞釘針及箭鏃等方、

右但多食脂肥肉令飽、自裹出

千金、治誤吞針方、

右取懸針磁石末飲服方寸匕即下古本録驗云令吞針在喉中而服磁石末入腹即含碎石口中吸針出耳

外臺肘後療小兒誤吞梅李方

右以井水灌小兒頭盛其水與飲之即出良

外臺近效療小兒誤吞錢在喉中不出方

右取燒炭末以指撣入喉中其兒當便咯出如

日華子治小兒誤吞鍼錢等方

右末磁石同筋膜肉莫令抹斷與磁石

少許同不之、
藥性論治惡瘡、小兒吞錢不出方
右煮冬葵根飲之即出、神妙、
聖惠治小兒誤吞螞銅鉄、物在喉内不下
方、
右取南燭根燒灰細研、以熟水調下一
錢差、
聖惠、又方、
右用獏齒骨燒灰、細研如粉、每服以磨
刀水調服一錢止、

聖惠治小兒誤食髮繞咽喉方、

右用梳頭梳燒灰、細研如粉、以粥飲調下半錢、

聖惠治小兒誤吞鉤繩方、

右凡小兒、若誤吞鉤繩、々猶在手中者、莫引之、但以珠璫若穿了薏苡子之輩、就貫着繩、稍々令推至鉤處、小々引之則出、

聖惠又方、

右以常思草頭一把、水一大盞、擣絞取

汁分三四遍飲之、即效

聖惠治小兒誤吞鈎方、

右以琥珀珠穿貫鈎繩上、推令前入至鈎所、又復推以牽引出矣、

靈苑玉錯散、治大人小兒一切骨鯁或竹木簽刺喉中不下方、

萆麻 一兩去殼　寒水石 細研如粉

右入萆麻乳鉢內研如膏、旋入石末同研、但旋添入石末、裹得乾、或散即止、不拘分兩也、有被鯁者、只取一捻、致舌根

深處以冷水照之其鯁物自然不見可用竹木片於舌深處用藥試之立驗

嬰孺治小兒呑下錢方

右取泉頭一把水二升灌水中十餘度飲之立下

嬰孺治小兒呑針方

右以炭末之服立出

嬰孺治小兒鯁若呑錢不下半夏散方

半夏洗 二分　白斂 一分

右為末酒或姜汁服方寸匕再服立下

嬰孺治小兒食飲變繞咽喉方

右取梳頭髮燒灰服之一錢差

張渙通氣散方治誤吞銅錢物及鈎繩之類在咽喉下

象牙末燒存性 鵝毛燒灰各一錢 磁石一皂皂大燒灰

右件擣羅為細末每服半錢新汲水調下

莊氏家傳誤吞錢方

右用石灰為末酒調服

莊氏家傳治小兒誤吞錢神丸方

朱砂三分秤研　半夏大者三枚以漿水煮過碾研林

石腦油負者須小、但斟量稀稠林和得大砂半夏二味為度切勿令稀旋々滴少許在乳鉢內研拌二味藥

右三件同入乳鉢內、研令勻、成圓如豌豆大、每服三丸、空心并食前、以酒吞下、一日之間吃三服、不過一二日、或三四日內自然隨大便下來、此藥大有神效、不取轉不搜覺、但趂逐鐵下來、

莊氏家傳、又方、此烏次方、吃了令咽喉并胷中不噎悶、便吃得物、

右羊脛炭不許(計)多少、擣羅極細、再於乳

鉢內、研令極勻細、每服三滿大錢以沙糖温水調下、不計時候、日五服、臨臥更一服、

莊氏家傳、又方、

右以舊經穿錢者麻索子二十對、須是元全者逐旋計得旋燒旋用、於熨斗內、以精炭火些小吹去灰、燒麻索子作灰、乳鉢內研令極細、只以沙糖温水調三大錢、不拘時一日五服、錢索若帶青色者為上、

王氏手集、治小兒誤吞錢在腹方、

右用榆白皮濕者，搗爛如泥，用新水調打半匙許，服之自下，或乾者搗羅亦得。

耳中有物不可出第十二

千金治耳中有物不可出方

右以弓弦從一頭令散，傅好膠柱，着耳中物上停之，令相着，徐徐引出。

孔氏家傳治小兒皂子入耳鼻內方

右取曲蟮一條活者，用蘿蔔看多少，同搗黏，以麻錢貫三五寸，於剪斷頭邊散開，此小點蟮膏在上，入耳鼻中便黏出。

滅瘢痕第十三

千金滅瘢痕方、

右以猪脂三斤、飼烏雞一隻、令三日使盡、後取白屎、内白芷當歸各一兩、煎、白芷色黃去滓、内以鷹屎白半兩、攪令調傳之、日三、

千金又方、

右禹餘粮半夏等分末之、以鷄子黃和、先以新布拭瘢令赤塗之、勿見風日、二十日差、十年者亦滅、

千金、又方、

鷹屎白 一合 辛夷 一月 白附子

杜若 細辛 各半兩

右五味㕮咀、以酒五合浸一宿、以羊髓

五兩、微火煎、三上三下、去滓、小傷瘢上

傅之、日三、

千金滅瘢痕、無問新舊必除方、

右以人精、和鷹屎白傅之、日二、白蜜亦

得、

千金治瘢痕凸出方、

右春夏以大麥麸，秋冬以小麥麸，好細絹下篩之，以酥和封之。

千金又方：

鷹屎白一分　衣白魚二七枚

右二味末之，蜜和以傅之，日叁五度，良。

千金又方：

右以熱瓦熨之。

千金又方：

右以凍凌熨之。

千金又方：

鷹屎白二刃 白姜咯一两半

右二味末之、以白蜜和傅上、日三、嗔五辛生采、

千金又方、

右以臘月猪脂四升、煎大鼠一枚令消盡、以生布拭上皮令赤、塗之、不過四五上、

譚氏殊聖方、療豆瘡瘢痕面黶

右以密陀僧細研水調、夜塗之、明旦洗去平復矣、

中食毒第十四

千金治飲食中毒煩滿方、
右苦参三两㕮咀、以酒二升半、煑取一升、頓服之、取吐愈、

千金治食六畜肉中毒、
右各取六畜乾屎末、水服之、佳、若是自死六畜肉毒、水服黄蘗末方寸匕、須臾復與佳、

千金又方、
右燒小豆一升末、服三方寸匕、神良

千金又方

右水服灶底黄土方寸匕

千金治食生肉中毒方

右掘地深三尺，取下土三升，以水五升煮土五六沸，取上清，飲一升，立愈

千金治食牛肉中毒方

右取狼牙灰，水服方寸匕良。一作猪牙

千金又方

右以温湯服猪脂

千金又方

右以水煮甘草汁飲之

千金治食豬肉中毒方

右燒豬屎末、服方寸匕、犬屎亦佳、

千金治食百獸肝中毒方、

右頓服豬脂一斤佳、亦治陳肉毒、

千金治食野味馬肝肉諸脯肉毒方、

右取頭垢、如棗核大、吞之、起死人、

千金、又方、

右燒狗屎灰水、和絞取汁、飲之、立愈

千金、又方、

右燒豬骨末之，水服方寸匕，日三服。

千金治漏脯毒方（張文仲云：茅水沾捕為漏脯）

右擣韭汁服之，良。大豆汁亦得。

千金治鬱肉濕脯毒方（張文仲云：肉閉在密器中經宿者為鬱肉）

右燒狗屎末，水服方寸匕。凡生肉熟肉皆不用深藏，密蓋不泄氣，皆殺人。又肉汁在器中，密蓋氣不泄者，亦殺人。

千金治脯在黍米中毒方

右麴一兩，以水一升，鹽兩撮，煮服之，良。

千金人以雉肉作䴵臛因食皆吐下治之方

右服犀角末方寸匕得静甚良

千金凡食鵝鴨肉成病胷滿面赤不下食者治之方

右服秫米泔良

千金治食魚中毒方

右煮橘皮停極冷飲之立效肘後方云治食魚中毒面腫煩亂者

千金食魚中毒面腫煩亂及食鱸魚中毒

欲死者方。

右剉蘆根舂取汁，多飲良，并治蟹毒亦可取蘆蒂革汁飲之，愈

千金治食魚鱠不消方

大黃三兩切　朴消二兩

右二味，以酒二升，煮取一升，頓服之。仲景方，有橘皮一兩。肘後方云，治食猪肉遇冷不消，必成癥，下之方，亦無橘皮。

千金又方。

右舂馬鞭草，飲汁一升，即消去也。生薑亦良，肘後方云，亦宜服諸吐藥。

千金、又方、

右焼魚皮灰、水服方寸匕、

千金、又方、

右焼魚　水服方寸匕、食諸鮑魚中毒、
亦用之

千金、治食蟹中毒方、

右取冬瓜汁、服二升、亦可食冬瓜

千金、治食諸菜中毒方

甘草　貝齒　胡粉

右三種、各等分、治下篩、以水和服方寸匕

匕小兒尿乳汁、共服二升、亦好、
千金治食山中木上菌毒方、
右取人尿汁、服一升、良、
千金治食百物中毒方、
右掘厠傍地深一尺、以水满坑中、取厠
籌七枚、燒令煙、以投坑中、乃取水汁飲
四五升、即愈、急着不可得、但掘地着水
即取飲、
千金又方、
右含貝子一枚須臾吐食物差

千金黄帝云、服大豆屑忌食豬肉炒豆、不得與一歲以上、十歲以下小兒、食々若啖豬肉必擁氣死、

千金翼、凡六畜五藏着草自動搖、得諸醋鹽不變色及墮地不污、又與犬不食者皆有毒殺人、

千金翼、凡食飲有毒者、澆地々墳起者、殺人、

千金翼、凡脯肉熟肉、皆不用深藏、密不泄氣殺人、若中此毒者、皆大糞灰、水服方

寸〻良。

本草注。栗實。餇孩兒。令齒不生。

本草注。蕨。小兒食之。脚弱不行。

本草注。越瓜白瓜也。不益小兒。天行病後。不可食。又不得與牛乳酪及鮓同餐。及空心食。令人心痛。

陶隱居。俗傳言食蕺不利人脚。恐由閉氣故也。令小兒食之。便覔脚痛。

陶隱居。小兒食雞肉。好生蚘(蚘)虫。

陳藏器。食鰕無須主五野鷄病。又煮熟色

正赤小兒及雞狗食之腳屈不行又以熱飯盛蜜器中作鮓食之毒人至死

食療小兒夏月不可與越瓜食又發諸瘡令人虛弱冷中常令人臍下為癥痛不止

食療雞兔同食成泄痢小兒五歲以下未斷乳者勿與雞肉食

楊氏産乳凡子不得與桑椹子食令兒心寒

孟詵蕺著戢菜小兒食之三歲不行久食之

發虛弱、損陽氣、消精髓、不可食、此物無似蕎麥、莖紫赤色、蔓生濕地、口切南左人、好生食、閩中為之蔬菜、

嬰童寶鑑、凡小兒慎忌、

不可多食栗、令腎氣弱而行遲、

不可食黍米飯、立無力、

不可食蕨、亦立無力、

不可食雞肉、腹中有虫、

不可食越瓜、發動故疾、

不可食胡瓜、黃瓜也、滑中生虫、

不可食芡、令不能行、

不可食蕎麥、令髮落、

不可食蒐茈、令臍下痛、

不可食鱘魚、令腹中有癥癖、

中藥毒第十五

巢氏病源小兒服湯藥中毒候、小兒有疹患、服湯藥、其腸胃脆嫩、不勝藥氣、便致煩毒也、故謂之中毒、

千金論曰、甘草解百毒、此實如湯沃雪、有同神效、有人中烏頭巴豆毒、甘草入腹即定、中藥蠱毒、葱湯下咽便愈、中野葛毒、土

漿飲訖即止、如此之事、其驗如反掌、要使人皆知之、然人着不肯學、誠可歎息、方稱大豆汁解百藥毒、余每試之、大懸絕、不及甘草、又能加之、為甘豆湯、其驗尤奇、有人服玉壺圓治嘔不能已、百藥與之不止、藍汁入口即定、如此之事、皆須知之、此則成規、更不須試練也、解毒方中條例極多、若不指出一二、學者不可卒知、餘例爾。

千金百藥毒、

甘草　　薺苨　　大小豆汁

藍汁及實汁根汁ヽ

千金食藥毒ヽ

白鴨屎　人參汁

千金雄黃毒ヽ

防己

千金礜石毒ヽ

大豆汁　白鵞膏

千金金銀毒ヽ

服水銀數兩即出ヽ　鴨血及屎汁ヽ

雞子汁ヽ及屎白燒豬脂和服ヽ水淋雞屎

汁煮葱汁、
千金、鉄粉毒、
磁石、
千金、防葵毒、
葵根汁
千金、桔梗毒、
白粥、
千金、甘遂毒、
大豆汁、
千金、芫花毒、

防已　防風　甘草

桂汁

千金、大戟毒、

菖蒲汁

千金、野葛毒、

雞子清千金翼、打破雞子一枚、併吞之、即吐野葛、

葛根汁　甘草汁千金翼、煮甘草汁冷飲、

鴨頭熱血　豬膏　人屎

雞屎千金翼、服雞屎汁、

千金、藜蘆毒、

雄黃　煮葱汁　温湯

千金烏頭天雄附子毒

大豆汁　遠志　防風

棗肉　飴糖

千金射罔毒

藍汁　大小豆汁　竹瀝

大麻子汁　六畜血　貝齒屑

蚯蚓屎　藕芰汁

千金半夏毒

生薑汁及煮乾薑汁

千金、躑躅毒、

梔子汁、

千金、莨菪毒、

薺苨　甘草中　犀角

蟹汁　升麻

千金、狼毒毒、

杏仁　藍汁　白歛

鹽汁　木占斯

千金、巴豆毒、

煮黃連汁　大豆汁　菖蒲汁

生藿汁（附後云小豆藿）　煮寒水石汁

千金蜀椒毒

葵子汁　桂汁　豉汁

人尿　冷水　土漿

蒜

雞毛燒吸煙及水調服

千金雞子毒

淳醋

千金斑猫芫青毒

豬膏　大豆汁　戎鹽

藍汁　巴豆　鹽湯煮豬膏

千金、馬刀毒、

清水

千金、杏仁毒、

藍子汁

千金、野芋毒、

土漿　人糞汁

千金、諸菌毒、

右掘地作坑、以水沃中、攪之令濁、澄清

飲之、名地漿、

千金、解一切毒藥發不問草石、始覺惡即

服此方、

生麥門冬 葱白 各八兩 豉 三升

右三味㕮咀、以水七升、煮取二升半、分

三服、

千金、解諸毒雞腸草散方、

雞腸草 三分 薺苨 升麻 各四分

芍藥 當歸 甘草 炙各二分

藍子 一合 坌土 一分

右八味、治下篩、水服方寸匕、多飲水為

佳若為蜂虵等衆毒虫所螫以針刺螫上血出着藥如小豆許於瘡中令濕差為射罔箭所中削竹如釵股長一尺五寸以綿纏繞水沾令濕取藥内瘡中隨瘡深淺令至底止有好血出即休若服藥有毒水服方寸匕毒解痛止愈

千金解毒藥散方

薺苨一分　藍并花二分

右二味七月七日取藍陰乾擣篩水和服方寸匕日三

千金、又方、
右取嗾薦毛二七枚、燒灰服、
千金、解一切毒方、
右取母豬屎水和服之、又水三升三合、和米粉飲之、
千金、解鴆毒及一切毒藥不止煩滿方、
甘草（四分） 蜜（四分千金翼用八分）
梁米粉（一分千金翼用半升）
右三味、以水五升、（千金翼以水三升）煮甘草、取二升、去滓、歇大熱、內粉湯中、攪令勻調、

内白蜜更煎令熱、如薄粥、適寒温、飲一升、佳、

千金治食莨菪悶亂如卒中風或似熱盛狂病服藥即劇方

右飲甘草汁藍青汁、即愈、

千金治野葛毒已死口噤者

右取青竹去兩節柱兩脇臍上、内冷水注之、暖即易之、須臾口開々即服藥之活、惟須數易水、千金翼云、忌酒、

千金治鈎吻毒困欲死、面青口噤、逆冷身

痒方、肘後方云、鈎吻茱萸食芥相似、而所生之傍無他草、又茎有毛、悮食之殺人、

右取荠〔薺〕苨八两㕮咀、以水六升、煮取三升、冷如人体、服五合、日三夜二、凡煮薺苨惟令濃佳、

千金、又方、

右煮桂汁飲之

千金、又方、

右噉葱涕、治諸毒、

千金、治腹中有鉄方、

右取白自折炭刮取末、井華水服三錢、不
過再服、

千金、服藥過劑悶乱者方、

呑鷄子黄、　飲藍汁、　水和胡粉

地漿　　蘘荷汁　　○粳米瀋

豉汁　　干姜　　黄連

飴糖　　水和葛粉、

千金翼浴惡妻藥方、

右狗舌草一把、去兩頭、以水五升、銅器
中煑取汁、搜麵作粥食之、

千金翼鍼吻衆毒，困欲死，面青口噤，逆冷身痺方。

右煮藍汁飲之。

養生必用，金虎碧霞丹，施之小兒，為害彌大，蓋小兒藏腑氣血柔弱，不能支當有毒藥，尤宜慎重。

中水毒第十六

千金論曰：凡山水有毒蟲，人涉水中，覺似射工而無物，其診法初得之，惡寒微似頭痛目疼，心中煩擾，四肢振慄，腰背百節皆

強而藤痛或翕々面熱但欲眠且醒暮劇
手足逆冷至肘二三日腹中生虫食人下
部肛中有瘡不痛不痒令人不覺不急治
治過六七日下部出膿潰虫上食人五藏
熱盛毒煩下利下禁八九日良医不能治
矣覺得之急早視其下部若有瘡正赤如
截肉者陽毒最急若瘡如鯉魚齒者為陰
毒猶小緩要皆救人不過二十日也欲知
是中水與非者當作五六升湯以小蒜五
升㕮咀投湯中消息勿令大熱去滓以浴

之是水毒身体當發赤斑無異者非也當
以他病治也、
千金治中水毒方、
右取梅若桃葉、擣絞取汁三升許、或乾
以少水絞取汁飲之、小兒不能飲、以汁
傳乳頭與吮、
千金翼治水毒方、
右擣蒼耳取汁、服一升、以綿治汁滓導
下部中、日三、
千金翼又方、

右取蓼花一把擣取汁服一升不過三

服

千金翼又方

右取藍一把擣水解以洗面目身令遍

千金翼又方　右取大莓根末飲之并導

下部生虫者用汁夏月常多將此藥屑

入水浴以方寸匕投水上流無所畏又

辟射（射）工風（凡）洗浴以少許投水盆中即無復毒也

百病第十七

巢氏病源小兒百病候小兒百病者由將

養乖節或犯寒温、乳哺失時、乍傷飢飽、致令血氣不理、腸胃不調、或欲發驚癎或欲成伏熱小兒氣血脆弱、病易動变、證候百端、若見其微症、即便治之、不成衆病、故謂之百病也、治之若晚其病則成、凡諸病至於困着、汗出如珠着身不流者死也、病如顖陷口唇乾、目皮反、口中氣出冷、足與頭相柱、卧不舉手足、四肢垂、其卧正直、如縛其掌中、冷至十日必死、不可治也、

千金、治小兒赤白下痢、及胡臭耳聾鼻塞

等病此藥以三丸為一劑服藥不過三劑萬病悉除說無窮盡故稱萬病丸以其牛黃為主故一名牛黃丸以耆婆良医故名耆婆丸方

牛黃　射香　犀角一方云一銖

朱砂　雄黃　黃連

禹餘粮　大戟　芫花

人參　茯苓　干姜炮

桂心　當歸　芎藭

芍藥　甘遂　黃芩

桑白皮　　蜀椒　　細辛

桔梗　　巴豆（去皮臍紙上微炒）　　前胡

紫菀　　蒲黄　　葶藶

防風（各一分）　　芫青（柒枚）　　石蜥蜴（一寸）

蜈蚣（三節）

右三十一味（崔氏無黄芩桑白皮桔梗防風爲弍拾柒味）並令精細，牛黄、射香、犀角、朱砂、雄黄、禹餘粮、巴豆別研，餘者各擣重絹下之，以白蜜和，更擣三千杵，蜜封之，破除日平旦，空腹酒三凡如梧子大，取微下三升惡水為良若吐暴病不要待平旦無問早晚即服以吐利為度若不吐利更加一丸或至三丸五丸須吐利為度不得限以丸數病強藥少即不吐利更非他故若其發遲以熱飲汁投之若吐利不止即以醋飯兩三口止之服藥忌陳臭生冷酢滑粘食大蒜豬魚雞狗馬驢肉若一歲以下小兒有疾者令乳母服兩小豆亦以吐利為度近病及卒病皆用多積久疾病即少服常取微溏利為度小

兒客忤服二丸，如米，和乳汁傳乳頭，令嗍之。小兒驚癇服二丸，如米塗乳頭，令嗍之。看兒大小量之。小兒乳不消，心腹脹滿，服二丸，如米塗乳頭令嗍之，不差更服。

《千金翼》治胃病諸荒邪狂走氣痞冷病歷年黄黑，大腹水腫，小兒丁奚，瘧疾經年，霍亂中惡蜚尸，及暴疾，皆悉主之方

巴豆去心皮　斑猫去翅足熬　芫青各三十枚

天雄炮去皮　干姜各半兩　烏頭

附子（各炮去皮） 細辛 蜀椒（汗去目閉口者）
躑躅 黄芩 桂心（各一兩）
右一十二味細切、以絹袋中盛、酒一斗
漬十日、去滓、服半合、日三、以知為度、曝
滓作散、酒服半錢上、日三、強人一錢、傷
寒中温濕冷頭痛拘急寒熱瘧發頭風、
皆須服一錢、匕厚覆取汗、初服當吐清
汁三四升許、又主心痛、婦人無子、服之
煩悶不堪者、飲冷水一升即解、
外臺、深師鎮心丸、療光小心氣不足虛弱、

時若小語勞則劇、風邪百病、並主之方

銀屑一分半研 牛黃九銖 丹砂研

甘草炙 麥門冬去心 遠志去心各五分

桂心 干薑各六分 菖蒲

紫菀花各三分 防葵 人參

附子炮 紫石英研 防風

細辛 茯神 椒汗各四分

右十八味擣下篩、以白蜜和丸如梧子、

先食服三丸、日三、不知稍增之、忌海藻

菘菜生菜豬肉生蔥生血物餳、丹砂一

作丹參、

外臺、必效七宣丸方、

大黄十五兩　枳實炙　青木香

訶梨勒皮　柴胡各五兩　桃仁去尖皮熬六兩

甘草炙四兩

右七味擣篩、蜜和丸如梧子大、以酒服二十丸、稍加至五十丸、病在下空腹服、病在上食後服之、以宣利為度、增減以意量之、若風氣結聚、宿食不消、兼砂石皮毛在腹中、服經七八日乃盡出、下似牛涎魚腦等、若病深痼則須半月、或一月、專服之、不用五補丸、五補丸、三人所服、此更不妻、若積年膝腰疼痛、寒冷如水石、脚氣衝心、憤悶將死、頭旋暗倒、肩背重悶、心腹脹滿、胸膈閉塞、風毒腫氣、連及頭面、及大小便、或痢或澁、脾胃氣不理、不能飲食、夜臥脚轉筋、脉掣痛、恍々然眠寢不安等疾、以飲服之、盡差、此藥功效不可尽說、如前十數種病攻擊、則須服七宣丸、令除自外輕病下妨與五補丸兼服循環不輒補養無限、不問男女老小、並可服、餌、但須量氣力細察候之、加減服若是初生孩子、可與三九五九、稍々加之取通利、其二方當須經久常服、不限春秋冬夏、朝夕行止間、藥性甚善、禁如常法、

外臺、仙人鍊絳雪、療一切病、肺氣積聚、欬逆嘔吐、膿血丹石毒發、天行時氣、一切熱病、諸黃疸等、心風昏亂、心忪健忘、四肢煩熱、頭痛眼赤、大小便不通、煩悶不安、骨節

疼痛赤白痢血痢熱毒痢宿食不消化心腹脹滿出氣不得下一切諸毒藥脚氣等飲酒多醉困乏痢不差孩子驚癇等以上和水服之產後一切諸病墮胎和酒服之方

朴消十斤　升麻三兩　大青

桑白皮　槐花各二兩　犀角屑

羚羊角屑各一兩　蘇枋木六兩　竹葉兩握

訶梨勒皮　山梔子三十枚　檳榔二十顆

朱砂半兩細研

右十三味以水二斗漬一宿煎取一斗去滓入鍋內朴消鍊洋攪勿住手候欲凝出於盆中攪入朱砂麝香訖雪成後於垍器中密封有疾量取之和水服之以利病除身輕目明四肢調適療一切病神驗差小量之上云入末砂射香末見分兩

外臺仲景三物備急丸司空裴秀為散用療心腹諸卒暴百病方

大黄　干姜

巴豆（去皮心熬別擣如脂各一兩）

右藥各須精新好藥，擣篩審和，更擣一千擣，丸如梧子或小豆，服之三丸，老小量之，為散不及丸也。若中惡客忤，心腹脹滿卒痛，如錐刀刺痛，氣急口噤，停尸卒死者，以暖水若酒服之，或不下，捧頭起灌令下咽，須臾差，如未，更與三丸，以腹中當鳴轉，即吐下便愈。若口已噤，亦須折齒灌之令入，尤妙，神驗。忌蘆笋、豬肉、冷水、肥膩。

外臺必效玉壺丸、主方病與射香丸同效方、

雄黃　朱砂各研　巴豆去皮心熬

特生礜石燒半日研　附子炮去皮

藜芦各三刃

右六味擣篩、蜜和、丸如小豆、以飲服二丸、得利病差、小兒黍粟一丸、以意量之

外臺刘氏療小兒百病、上冷下熱、上熱下冷、難將息方、

犀角末　甘草　生地黃各六分

芍藥五分　白朮　茯苓
梔子各三分　柴胡　人參
大黃　生姜各四分　黃芩二分
桂心一分
右十三味切以水三升煮取一升分温
服之

仙經治百病方

右以朴消製伏為元明粉朴消是太陰
之精華水之子也陰中有陽之藥太陰
號曰元明粉小兒疳氣陰毒傷寒表裏

疫癘等疾並悉治之此藥久服令人身輕耳明駐顔延壽急解毒藥補益妙啓明皇帝聞說終南山有道士列元真服食此藥遂詔而問曰朕聞卿壽約三百歲服食何藥得住世間充悅如此元貞答曰臣按仙經修鍊朴消號元明粉止服此藥遂無病長生其藥無滓性溫能除衆疾生餌尚能救急難性命何况修鍊長服益精壯氣助氣止陰不拘丈夫婦人幼稚襁褓不問四時冷熱俱治一

两分為十二服，但臨時酌量加減，似覔瘂熱傷寒頭痛鼻塞四肢不舉，飲食不下煩悶氣服，不論晝夜，急疾要宣瀉未安，即看年紀高下，用藥一分，或至半两酌量加減，用桃花湯下為使最上，次用葱湯下，食後隨冷熱服。

經驗方，備急治壹切疾患，山豆根方

右用山大豆根，不拘多少，依下項治療，一名解毒，二名黄結，三名中藥，患蟲毒，密遣人和水研，已禁声，服少許不止，再服患禿瘡以水研傳瘡上患喉痛含一片細嚥津患五種痔水研服患蠱痛含一片於痛處患麸豆等瘡水研服少許患頭風擣末油調塗之患赤白痢擣末蜜丸空心煎水下二十丸三服自止患腹脹滿喘悶擣末少許煎水調一盞差患瘡癬擣末臘月豬脂調塗之患頭上白屑擣末油浸塗如是孩兒即乳汁調半錢患中宿冷寸白蟲每朝空心熱酒調三錢其蟲自出患五般急黃空心以

粥飲下、变蒸薄荷湯化下、寒熱薄荷湯化下、久患瀉痢米飲下、瘠眼乳汁化塗眼、鼻下赤爛痱瘡等乳汁下、雀目、羊子肝一箇、竹刀批開、入藥兩丸、麻縷纏、米泔煮熟、空心喫、乳母忌食雜物、常齋一二日與之服、永無諸疾、别一方前湯入蝉壳二分、龍齒一分、尤妙、又以射香水和糯米粉一兩匙丸亦得

王氏手集、万安丸、治小兒百病、神效方。

乳香明淨者二分伍分細研　辰砂如石榴子者

木香擣羅為末各半兩

安息香如琥珀者二銖

巴豆四十粒去皮心膜細研紙壓去油如霜方用

右先將辰砂研細，次入巴豆霜研，與朱砂同色，又入木香末研勻，次入乳香安息香研勻，用軟飯和成劑，以嗔酥潤手丸如菉豆大，每服三五粒，温湯送下

幼幼新書卷第三十九

幼幼新書

四十

幼幼新書卷第四十 論藥叙方 凡十五門

玉石部第一

草部第二

木部第三

獸部第四

禽部第五

人部第六

蟲魚部第七

果部第八

米部第九

菜部第十

本草雖無而人可識者第十一

本草既無而人未識者第十二

前代方書第十三

近世方書第十四

士大夫家藏第十五

玉石部第一

丹砂、一名真朱、

雲母、楊損之云、黑者不任用、害人、

石鍾乳、本草云、不鍊服之、令人淋、

朴消

本草云色黄者傷人、赤白者殺人

滑石

雷公云色似冰白青色、畫石上有白膩文者、方使、餘色者有毒殺人、

石膽

一名膽礬、

綠青

一名石碌、

黄鹽

陶隱居云、北海鹽黃草粒麁、以作魚鮓
及鹹葅、
石亭脂
俗以生硫黃中揀出色赤黃者、以為石
亭脂、
水銀
一名汞、陶隱居云、燒時飛著釜上灰、名
汞粉、俗呼為水銀粉、
凝水石
一名寒水石、色如雲母、可析者良、

鐵熱
陳藏器云、以竹木熱火於刀斧刃上燒之、津出如漆者是也、方中云鐵上燒取瀦者、即此也、

鐵華粉
一名鐵衣、方中或云鐵焰粉鐵印粉鐵精粉鐵粉、皆此粉也、

光明鹽
一名石鹽、

伏龍肝

一名竈心土、或云竈底黄土、釜下土、釜
月下土、皆此土也、

礜石

本草云、不鍊服則殺人、

鐺墨

一名釜底煤、或名釜墨、或稱爲是百草
霜、今鍋底煤亦云、

粉錫

一名胡粉、一名定粉、又名光粉、或云南
粉英粉韶粉、或用燒粉家洗筆水、皆此

粉也、

戎鹽

本草云、西羌北地酒泉福祿城東南角北海青、南海赤、又陶隱居云、河南鹽池自有凝鹽如石片、打破皆方青黑色、故今言青鹽者、亦或以為戎鹽、

大鹽

唐本注云、即河東印鹽也、

白堊

一名白善、日華子云、入藥燒用、方中或

云白鳝土、白土畫粉皆此土也。

金牙

日華子云、入藥並燒淬去麁汁、乃用

井泉石

本草云、用之當細研為粉、不爾使人淋

草部第二

茺蔚子

一名、益母草、

獨活一名羌活。

陶隱居云羌活形細而多節軟潤氣息

猛烈、獨活色微白、形虛大、

著蕷

一名山藥、

澤瀉

扁鵲云、多服病人眼昏、

遠志

本草云、葉名小草、

赤箭

唐本注云、芝類也、故方中或云赤箭芝、

蘼蕪

本草云、芎藭苗也、

黄耆

一名蜀脂、

決明子

一名馬蹄決明、又名草決明。

旋花

一名鼓子花、

蘭草

一名都梁香、

蛇床子

日華子云、入服食藥、即挼去皮殼、取仁微炒、殺毒用、

地膚子

唐本注云、田野人、名為地麥草、

景天

一名慎火、或名護火草、

茵蔯蒿

一名山茵蔯、

杜若

一名杜蘅、

葈耳實

一名常思、或名蒼耳、俗呼為道人頭、

當歸

雷公云、破血、使頭節止血、止痛用尾節、

麻黄

陶隱居云、根節止汗、沫令人煩、

蠡實

一名馬藺子、

白芷

本草云、葉名蒚音歷麻、可作浴湯、

淫羊藿
一名仙靈脾、
黄芩
九者名子芩、
白鮮皮
一名白羊鮮、
石韋
本草云、用之去黄毛、微炙
惡實
一名牛蒡子、又名鼠粘子、

王瓜根
一名土瓜根陳藏器云、有小毒、宜少進
之、
防已
本草云、文如車輻理解着良、唐本注云
其青白虛軟着、名木防已、
蘹香子
一名茴香子、一名土茴香、
補骨脂
一名破故紙、俗以為蕃韭子也、

零陵香

一名薰草、

積雪草

一名連錢草、

烏頭

一名烏喙、其汁煎之、名射罔、

草蒿

一名青蒿、

鈎吻

一名野葛。

射干

一名烏扇、一名烏翣、

蚍合合音含

一名蚍銜、

蜀漆

本草云、常山苗也、

雚菌

一名雚蘆、

澤漆

本草云、大戟苗也、

貫衆
一名管仲、
牙子
一名狼牙、
商陸
一名章陸、又名章柳、方中或名中庸、唐
本注云、有赤白二種、白者入藥、赤者見
鬼神、甚有毒、但貼腫外、若服之傷人、
至痢血不已而死、
菰根

一名菰蔣草

萹蓄

一名萹竹

狶薟

一名火杴草

白頭翁

一名野文人

鬼臼

一名馬目毒公、陶隱居云、馬目毒公、如黄精根、臼處似馬眼而柔潤鬼臼似射

千木輩有两種、然二藥實一物也、
女青
本草云、蛇銜根也、
蛇苺
一名蛇胞子、
赤地利
一名山蕎麥、
蚤休
一名紫河車、
烏蘞苺

一名五葉莓、

蒲公草

一名鳧公英、或名僕公英、

昨葉河草

一名瓦松、

屋遊

一名瓦青衣、即瓦屋上青苔衣也。

草三稜

一名雞爪三稜、

木部第三

牡桂

一名桂枝、桂枝者桂條、非身幹也、

松脂松黄

松脂一名松糖、或名歷青、松黄即松。也、

枸杞

一名地骨、一名西王母杖

五加皮

一名豺漆、

楓香脂

一名白膠香、

雞舌香

一名丁子香、

桑根白皮桑耳

本草云、桑根白皮、出土上者殺人、桑耳

一名桑菌、又名桑黄、

梔子

一名越桃、皮薄而丸、小者入藥用、其大

而長者、不堪入藥、

荼䕷音縻騏驎竭一名血竭

本草云、二物大同小異、別本云、二物同
條功效全別。

紫葳
本草注云、即凌霄花也。

胡桐淚
一名胡桐律、胡或作梧。

白棘
一名棘鍼、圖經云、有鉤直二種、直者入
補藥、鉤者入癰腫藥。

仙人杖

本草云此是笋欲成竹時立死者色黑

如漆

衛矛

一名鬼箭

大腹

孫眞人云鴆鳥多栖此樹上宜先酒洗

仍以大豆汁洗方可用

伏牛刺

一名隔虎刺

救月杖

本草云、此即月蝕時、救月擊物、本也。

蜀椒

本草云、口閉者殺人、

楝實

一名金鈴子、或名川楝子、

郁李仁

一名車下李、

莽草

本草云、用沐勿令入眼、

無石子

一名没石子、又名墨石子、

雷丸

本草云、赤者殺人、日華子云、入藥炮用、

櫧皮

葛洪謂之赤龍皮、

鼠李

一名牛李、

小蘗

一名山石榴、

赤瓜木

一名鼠查、

樝藤子

一名象豆日華子云、入藥炙用

蔓椒、

一名豬椒、

人部第四

黃龍湯

陶隱居云、刓塞空罌口、内糞倉中、積年得汁、甚黑而苦、名黃龍湯、日華子云、臘月截淡竹、去青皮、浸滲取之、

獸部第五

白膠

一名鹿角膠、

羚羊角

陶隱居云、真者耳邊聽之、集集鳴者良也、

犀角

本草注云、凡見成犀物、皆被蒸煮、又有㹠犀、並不堪藥用、㹠犀文理細膩斑白而不分明、

虎骨　虎膏　虎膽　虎睛

陳藏器云：尢中毒自死者，勿使傷人。

狸骨　狸屎

唐本注云：家狸亦好，一名猫也。

震肉

本草云：此畜為天雷所霹靂者是。

膃肭臍

圖經云：取置睡犬傍，其大忽驚跳若狂者真。

禽部第六

雄雀屎

一名白丁香、

燕屎

陳藏器云、慎勿入口、毒人

伏翼

一名蝙蝠、又名仙鼠、

天鼠屎、

一名夜明砂、

蟲魚部第七

龜甲

本草云，勿令中濕，日華子云，卜龜鑽遍者，名敗龜，

桑螵蛸

本草云，螳螂子也，用當火炙，不爾令人泄，以桑上者好，

海蛤

一名魁蛤，細如巨勝，潤澤光淨，又別有一種魁蛤，形似紡軖〔軖〕、音狂小狹長外有縱橫文理，與此海蛤一名魁蛤者為異，

烏賊魚骨

一名海螵蛸、

白蠟蠧

本草云、直者佳、中暑即有毒、

石龍子

一名蜥蜴、一名蝎虎、一名守宮、又名壁宮子、

蝦蟆

一名蟾蜍、或名蟾、又大者名田父、

白頸蚯蚓

一名地龍、

蚺蛇膽

本草注云、取如粟着水中浮游行走者真、其多着亦沉散、

蚰蜒

藥性論云、白如銀色者良、

蠮螉

一名土蜂、

蜈蚣

本草云、赤頭足者良、日華子云、入藥炙用、

水蛭

陳藏器云、此物雖加火炙得水猶治（活）、日華子云、修制須細剉後用微火炒令色黃乃熟、不爾入腹生子為害、

斑猫

日華子云、入藥除足羽、熟炒用、生即吐瀉人、餘修制見芫青條、

地膽

一名蚖青、一名青蛙、修制見芫青條、

芫青

圖經云、凡用斑猫芫青地膽、當以糯米同炒、看米色黃黑、即爲熟、便出之、去頭足翅羽、更以亂髮裹之、掛屋東榮一宿、然後用之、即去毒矣、

貝子

一名貝齒、

雀甕

一名棘剛子、一名天漿子、或名雀兒飯甕、

白花蛇

圖經云、頭尾一尺內有大毒尤甚、不可用、

蜣蜋

本草云、臨用當炙、勿置水中、令人吐

蝎

本草云、緊小者、名蛜蝌、良、

蝼蛄

陶隱居云、腰以前甚澀、腰以後甚利、

鯪鯉甲

一名穿山甲、

鼠婦

一名濕生蟲、陶隱居云、鼠在坎中、背則負之、故又名鼠負、

衣魚

一名白魚、又名衣中白魚、今人亦呼為壁魚、

果部第八

蓳蔻

一名草蓳蔻、俗亦呼為草果子、

枇杷葉

藥性論云、用湏火炙拭去毛、

桃梟

一名桃奴、是實着枝不落實中者、

杏仁

本草云、雙仁者殺人、

米部第九

胡麻

一名巨勝、葉名青蘘、

小麥奴

陳藏器云、麥苗上黑黴是也、

醋
一名苦酒、
腐婢
本草云、小豆花也、
瞿子粟
一名御米、
菜部第十
蕪菁
一名蔓菁、
石胡荽

一名鵞不食草、

香薷

一名香柔、或名香戎、

本草雖無、而人可識者、第十一

西壁土

西壁上土、取夕陽久照受日氣之多、

胞衣餅中水

胞衣在餅中久年而化為水、

蟬蚷

蟬蛻 前二足為蚷、

救月蝕鼓皮
月蝕之夜，撾鼓救月，其鼓皮，可以為藥，
釜月下灰
釜月，釜耳也，
勞水
再三揚之，使力乏為勞水，如敗車輻之為勞辛（木）木也，
苦鰲魚
今黃（黄）姑魚中，有頭大而鯿生赤黑斑者
减杖花

似紅木香、生紅花漸白而微香、其木有
刺人、呼為野薔微花、

獨角仙

林木上多有之、似夾跂蟲而獨角色黑
而巖硬可畏、

鴟鴞

翩彼飛鴞、集于泮林、鴟鴞惡鳥也、俗呼
作木兎兔、又呼為禿梟、

蘧蒢

苫篨也、

地尾

人以車前草為地尾草

烏牛葹草

烏牛食草而葹之者

土狗子

形似螻蛄

本草旣魚而人未識者第十二

皮巾子

托胎或云是今羊托胎

乳釜魚

竃横麻
花消
海附子
龍骨草根
黄皮
蓽子
鹿治草
山貍參
大莓草
狗蝨

窮賊子
石地松
獨脚瓜
山槐
土消花
鈴石
紫金粉
靈石
紫龍水
赤消

羊消花
魚茗子

前代方書第十三

黄帝内經素問

黄帝與岐伯鬼臾區輩問難之書、

顱顖經

世傳爲黄帝之書、至周穆王時、師巫得之於崆峒洞、今不可攷、

石壁經

或傳以爲黄帝時書、疑未必然、得之湘陰士人朱中立、不倚、

金匱要略

後漢張機作、機字仲景、前此其書未出、
至
國朝翰林學士王洙在館閣日、於蠹簡
中得之、
華佗九候（萬安方）
後漢華佗撰、佗字元化、沛國譙人、
葛氏肘後
晉葛洪撰、洪字稚川、丹陽句容人、今書
三卷、按晉史本傳云、肘後要急方——（萬安方引接書）
四卷、

陳刻四卷二字在要急方下

此段當有缺頁陳刻亦爾

龍木論（此三字據萬安方引補非有缺頁）

此論莫究其所從出、世言龍木王菩薩之書、

玉訣　三十六種　四十八候

玉訣太元眞人撰、三十六種四十八候皆託以神仙所傳、不知其果爲何人、得之長沙諸醫、

近世方書

聖惠方

國朝

太宗皇帝太平興國中編、
聖濟經
國朝
徽宗皇帝御製
太醫局方
朝奉郎尚書庫部郎中陳師文等編、
證類本草
唐慎微纂傳其書者失其色邑里族氏、
良方
眉山蘇子瞻夢溪沈存中所論方書、

活人書
奉議郎致仕朱肱字翼中撰
養生必用
初虞世紹聖中編
嬰童寶鑑
太湖釣叟栖真子撰
茅先生方
少室山魚夢茅先生方
博濟方
太原王袞撰

靈苑方
本方不載所作人姓名、
漢東王先生
本方不載名字、
萬全方
劉元賓撰、元賓字子儀、號通真子、主邵州
邵陽縣簿、
錢乙
太醫丞錢乙之書、乙字仲陽、汶上人、
保生信效

閻孝忠編、孝忠字資欽、許昌人

傷寒證治

信陽太守王寔編、

張渙

張渙編揔、方四百二十道、長沙小兒醫

丘松年父得遺方數十首、分載諸門、

全生集

宋道方撰、道方字義叔、拱州人、

譚氏殊聖

洪農譚永德撰、永德沛國下邳人、

旅舍備急方　瘡疹論

二書皆隱士董汲撰、汲字及之、東平人

丁左藏方

西京左藏庫使丁信臣、

九籥衛生

宗室右監門衛大將軍忠州防禦使士

紆編、

劉洙瘡疹訣

彭城劉洙撰、洙字道源、

雞峯備急

陳刻元一字

蜀醫張鋭編、鋭字子剛、

楊大鄴方

翰林待詔楊大鄴方、得之今湖北范運使家藏、

惠眼觀證

宜黃戴師愬術、翰林醫學梁逢堯撰、得之前宗正丞蔡衛子周家藏、

嬰孺方

此方、得之湖南撫幹向澹伯海、云相傳出於祕閣、凡一十卷、近崇文總目求遺

書、有两嬰孺方、卷目皆同亦不載所作
之人、
脉法要略　膏肓灸法　莊氏家傳
叅書、皆前知筠州　莊公手集得之其
子監潭州都作院念祖泉伯、
鳳髓經　飛仙論　寶童方　聯珠論
保信論　惠濟歌　吉氏家傳
七書、皆得之前岳州平江令吉撝之謙
伯家藏、上六書並不載所作之人、内吉
氏家傳、乃謙伯手集之方、

聚寶方
不載所作之人得之長沙醫工鄭愈
五瓣貫真珠囊
不載所作之人得之長沙醫工毛彬
士大夫家藏
張氏家傳
知撫州張徽猷家藏方
孔氏家傳
孔叅議家藏虢東家方
陳防禦家傳

湖南陳路鈐家藏方

吳氏家傳

湖南運幹吳兗魯山家藏方

趙氏家傳

江西運幹趙柟李羽家藏方

睢陽王氏家傳

前潭州簽判王昇伯陽家藏方

董氏家傳

知潭州醴陵縣董瑛堅老家藏方

陶氏家傳

知潭州善化縣陶定安世家藏方

朱氏家傳

潭州司理參軍朱如山季高家藏方

班防禦方

京師醫官

胡氏家傳

長沙士人胡晰然明家藏方

朱氏家傳

朱不倚家藏方

安師所傳方

建安僧惠安所傳方

相潙　易忠信　李剛中　丁時發

王兊　丁安中　劉之才　丘松年

毛彬　鄭愈　蕭景仁所傳方

十一家皆長沙醫工或醫者之子所傳方。

劉氏家傳

旦先公太中所傳、并平日手抄之方。

幼幼新書卷第四十

幼幼新書後序

議者曰、經籍吾道之筌蹄、方論醫道之筌蹄、然則然矣、使經籍不存、學者無所折衷、安知夫道之淵源、使方論不著、醫者無所秉攷、安知夫醫之精粗、世有盧扁華佗、則處劑意解、妙通於神、何假方論哉、奈何盧扁華佗不世有、求其不迂不泥不矜不誣者蓋鮮、士大夫與其委聽於庸醫之手、曷若因方論求古人用心、以之衛生濟世耶、方論之於世、猶五穀之於日用乎、孰謂士

君子恥言之、
褐陽劉公帥荊湘、嘗命編集古今醫書中小兒方劑之說為一書、總四十卷、目曰幼幼新書、既成三十八卷、而疾不起、漕使四明樓公實繼其政、乃曰、前之美不可不成、四命亟迄其事、因合後二卷為一、後纂歷代所迷求子方論為一卷、冠其篇首、閱月而書成、噫、可謂盡矣、壽竊嘗聞諸天子之言曰、父母生之、續莫大焉、似續之道、人倫之首、詩三百六篇、聖人所取婦人樂有子、芣苢矣之、子孫衆多、益斯美之、居然生子、生民矣之、乃生男子、斯干美之、讀詩至此、使人三致志焉、求子之論、古人所以著於方書者歟、今公會萃諸家之説、寘諸方、論之前、使成書流布家藏、人有真得夫子與詩人之意者也、抑嘗謂昔宋莒公因暴雨至、水浸蟻穴、公折竹爲爲橋、以過群蟻、佗日有僧謂公曰、公丰神頓異〔異〕如能活數百萬命者、夫折竹爲橋一時戲事蚨螘微生、何補於世而陰爲功惠如此、矧是書之傳，利及天下後世，則公之爵祿榮衍取必於天端，可執左契也。紹興上章敦牂歲十一月哉生明，左迪功郎新差江陵府司户參軍石井孺謹序。

庚午秋仲、潭帥劉方明以疾不起、
僕攝帥事、問諸府人、公治潭久、凡
所興立、不為苟且計、得無有肇端、
既闕偶未就者、於是以幼幼新書
來告、索而觀之、則古今醫家之書、

若方與論爲嬰孺設者，無不畢取，包并總統，類聚而縧(條)分之，如適通衢，百貨具在，如開藏室，群玉燦然，隨所宜用，必厭其求。噫！昔好事人得一名方，櫝藏謹守，雖父子誓以

不傳方明於此頗能窮採博取萃為
成書鋟版流通與世共寶則其用心
亦仁矣哉因命趣工以成其美又集
舊傳宜子諸方列繫於左為第一通
云十一月十六日右朝散大夫荆湖南

路轉運判官權潭州軍州事樓

璹謹跋

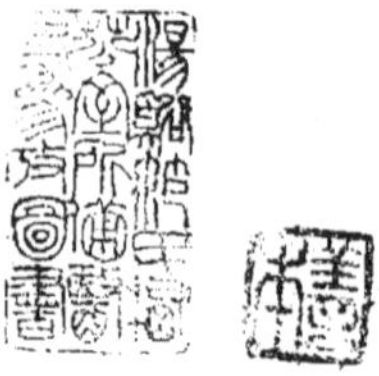

此劉氏真本也明萬曆間一妄男子肆意刪改之弇州王氏序而傳焉以故原書之晦尚矣幸家君借完帙於　祕府乃是明人墨書每卷首尾有二印曰中山世裔曰和陽劉氏奕世儒醫豈其方明氏之後歟家君命弟子靜穀叔士頌士恕及門人數輩鈔而得之世啞科僅獲刋落之餘猶以爲至寶今覩此本又復如何

寬政辛亥臘月

丹波元簡識